|任应秋医学丛书|

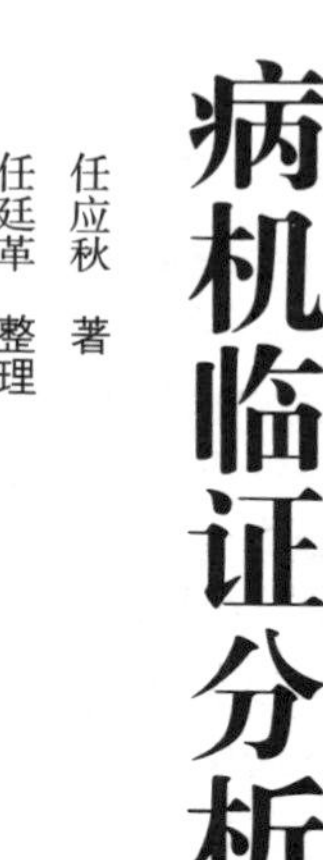

病机临证分析

任应秋 著
任廷革 整理

中国中医药出版社
·北京·

图书在版编目（CIP）数据

病机临证分析 / 任应秋著；任廷革整理 .—北京：中国中医药出版社，2020.7（2025.3重印）

（任应秋医学丛书）

ISBN 978－7－5132－6206－4

Ⅰ.①病…　Ⅱ.①任…　②任…　Ⅲ.①中医病理学

Ⅳ.① R228

中国版本图书馆 CIP 数据核字（2020）第 069429 号

中国中医药出版社出版

北京经济技术开发区科创十三街 31 号院二区 8 号楼

邮政编码　100176

传真　010-64405750

唐山市润丰印务有限公司印刷

各地新华书店经销

开本 850×1168　1/32　印张 5.5　字数 89 千字

2020 年 7 月第 1 版　2025 年 3 月第 3 次印刷

书号　ISBN 978－7－5132－6206－4

定价　39.00 元

网址　www.cptcm.com

服务热线　010-64405510

购书热线　010-89535836

维权打假　010-64405753

微信服务号　zgzyycbs

微商城网址　https://kdt.im/LIdUGr

官方微博　http://e.weibo.com/cptcm

天猫旗舰店网址　https://zgzyycbs.tmall.com

如有印装质量问题请与本社出版部联系（010-64405510）

内容提要

病机学说，是中医学基础理论之一，它是研究“辨证”的基本知识，既散见于《灵枢》《素问》两部古医经中，尤其集中地记载于《素问·至真要大论》中，凡十九条。因此，从来研究病机的，无不首先研习这十九条文献。

惟十九条言简旨深，虽经注释，仍不易领悟其在临证时的具体运用。作者将十九条的原文折散，提取其所涉及三十病证，分列于“形体”“藏气”“二阴”“神志”四类。于每一病证，在保留了其原文献精神的基础上，分析其为寒为热、属虚属实之不同证候，并各拟附施治方药，足以启发对古医籍理论的领会和临证具体运用的方法。

丛书前言

任应秋（1914—1984）是著名的中医学家和中医教育家，一生论著等身，其学术研究涉及医史、文献、方药、医古文、中医基础理论、中医各家学说等诸多领域，特别是在《黄帝内经》《伤寒论》《金匮要略》等经典著作的研究方面，不论是研究方法，还是研究成果，对业界的影响都是历史性的。2015 年 1 月，《任应秋医学全集》在中国中医药出版社出版，2017 年此书获得第四届中国出版政府奖。《任应秋医学全集》全面展示了任应秋先生的学术思想、治学的方法和成果，但因价格较高、部头较大，普通读者不易购买阅读，为了弘扬优秀的中医文化，传承中医，满足广大普通读者的需求，现将任应秋先生的著作重新进行整理分类，陆续出版单行本。单行本之前均加了简单的整理说明，内容基本保持原貌，总名为《任应秋医学丛书》。

2019 年 1 月

整理说明

《病机临证分析》系任应秋于1962年之作，写作初衷乃是应学生会所邀做学术报告。任应秋接到这个任务，认真研究，将《黄帝内经》中的条文充分结合临床，把“十九条”辨证的精神完全贯穿到临证中去，以冀可以帮助同学们将中医基础理论运用于临证起到一定的作用。

本次整理，未对原文进行大的修改，只是根据现代出版规范纠正了个别用字，重新整理了表格。主要是展现任应秋先生早期的学术观点，使读者能够全面、立体地了解其学术体系。

整理者

2020年3月

序

壬寅（1962）之夏，我执教北京中医学院，全院师生在党的“百家争鸣”学术方针的号召下，院里的学术活动异常热烈。学生会要我就《素问·至真要大论》中“病机十九条”做临证分析的报告。我本着共同学习、相互提高的精神，虽于“病机十九条”本无所心得，但亦可以借此机会来一次突击性地学习。

白天课务、医务两忙，只有继晷灯下。翻开《素问·至真要大论》，就“十九条”文献反复思索揣摩，于各家的注解，亦拿来次第研习。大约经过了十来天的夜战，于条文精神始略有体会，随即写出报告提纲。写好了先行检查一遍，自知不符合同学们的要求，未敢遽做报告。同学们的要求是：不仅对条文应有较深入的理解，并须充分结合临证来分析，就是要把“十九条”辨证的精神完全贯穿到临证中去。这样对帮助同学们如何运用中医基础理论于临证，才能起到一定的作用。因之便抛开各随文释义的注解，把“十九条”

里所包括的病症凡三十种，如“眩晕”“瞀冒”“项强”“口噤”等，一一提出来，分列于“形体”“藏气”“二阴”“神志”四类。形体类，计十七症；藏气类，计六症；二阴类，计四症；神志类，计三症。每一病症以其于“十九条”之所属为基础，从而分析其盛、衰、虚、实之所在，并各具施治之法。这样便把“十九条”纯理论的文献，一变而为理论结合实际临证指南，能于临证时起到一定的“绳墨”作用。思路既定，便据此重写报告提纲，按照分列四类三十病症的次第编写，边编写，边报告。经过一个多月的黾勉从事，终于写成了这本小册子。

“病机十九条”，出于《素问·至真要大论》中。由于《素问》的七篇“大论”补自李唐王太仆，内容主要是讨论“运气”，反对“运气”的人常以浅陋视之，惟于“十九条”则都珍视而不怠。自从刘河间阐发之而成《素问玄机原病式》后，益引起大家的研究。第研究的虽不乏人，而能尽合人意者则不多觏。他无论矣，即以研究最有代表性的王太仆、刘河间、张介宾三大家而言：王太仆发挥“十九条”求责有无虚实之大旨，固卓越不群，而于各条病症则未做具体的分析；刘河间以“五运六气”概括“十九条”，并以“六气皆从火化”立说，反复“兼化鬼贼”之义，于理固然深化一层，究不免失之片面；张介宾已能领悟王太仆之全，亦觉察到刘河间之偏，并列举《大论》诸篇之“淫胜”“反胜”“客胜”“主胜”各种变化的有关病症，互为印证各条之虚、实、盛、衰所在，但未结合临证，不能为中人说法。浅薄如我，何敢与诸公相比拟，但我既知其各具不同的特点，把他们之长吸收过来，充分贯注到我临证分析的内容中去，则王、刘、张诸公于我，实有很大的启发作用了。

这一从纯理论的原条文，一变而为理论结合实际的辨证方法，是我学习中的一种尝试。同时，我也想用这种方法来研究中医学的其他理论，尤其是《素问》《灵枢》这两部古典著作中的基础理论，更应该大加发掘，由此来丰富我们的临证研究资料，不能停留在训诂、注疏的阶段。当然，未经训诂、注疏的古典著作，仍不能放弃这种方法，而且是必须的。

我经常接到各地的中医同志来信，尤其是在乡县里的中医同志，由于临证时理论知识不够，都感到必须加强学习基础理论，惟苦无门径，亦没有太多能结合临证来阐发基础理论的著作，我是和他们深具同感的。

现在，我们国家重要的一项光荣任务，是调动一切力量来支援农业。在农村里的中医，仍是绝对多数，他们直接负担着保护广大农民健康的保健任务。为了充实他们临证的辨证理论，借此授予他们逐渐掌握理解古典医籍中理论的方法，用以提高其临床疗效，那么我的这本小册子，也算是支援农业间接又间接地出了一点力吧！

任应秋识于北京济群医舍

1962 年 12 月

目录

“病机十九条”经文节录 …… 1

“病机十九条”的阅读要点 …… 3

一、发病 …… 3
二、病因 …… 4
三、辨证 …… 5

病机临证分析具体内容 …… 8

一、形体诸病 …… 8
1. 眩晕、瞀冒 …… 8
2. 项强 …… 17
3. 口噤 …… 20
4. 振掉 …… 24
5. 瘛疭 …… 28
6. 厥逆 …… 32
7. 痿躄 …… 39
8. 鼓栗 …… 42
9. 痉病 …… 47
10. 强直 …… 51
11. 收引 …… 53
12. 转戾 …… 57
13. 胕肿 …… 60
14. 胀满 …… 67
15. 疮疡 …… 77
16. 酸疼 …… 81

二、藏气诸病 …… 88
17. 喘膹 …… 88
18. 膹郁 …… 94
19. 冲逆 …… 99
20. 呕吐 …… 107
21. 吐酸 …… 115
22. 下迫 …… 117
三、二阴诸病 …… 120
23. 大便固秘 …… 120
24. 癃闭 …… 127
25. 泄泻 …… 129
26. 小便浑浊 …… 138
四、神志诸病 …… 145
27. 狂症 …… 145
28. 躁症 …… 148
29. 惊骇 …… 151

王、刘、张三家分析病机的比较观 …… 155

“病机十九条”经文节录

帝曰：善。夫百病之生也，皆生于风寒暑湿燥火，以之化、之变也。《经》言盛者泻之，虚者补之。余锡以方士，而方士用之，尚未能十全。余欲令要道必行，桴鼓相应，犹拔刺雪污，工巧神圣，可得闻乎？岐伯曰：审察病机，无失气宜，此之谓也。帝曰：愿闻病机何如？岐伯曰：诸风掉眩，皆属于肝；诸寒收引，皆属于肾；诸气膹郁，皆属于肺；诸湿肿满，皆属于脾；诸热瞀瘛，皆属于火；诸痛痒疮，皆属于心；诸厥固泄，皆属于下；诸痿喘呕，皆属于上；诸禁鼓栗，如丧神守，皆属于火；诸痉项强，皆属于湿；诸逆冲上，皆属于火；诸胀腹大，皆属于热；诸躁狂越，皆属于火；诸暴强直，皆属于风；诸病有声，鼓之如鼓，皆属于热；诸病胕肿，疼酸惊骇，皆属于火；诸转反戾，水液浑浊，皆属于热；诸病水液，澄彻清冷，皆属于寒；诸呕吐酸，暴注下迫，皆属于热。故《大要》曰：谨守病机，各司其属，有者求之，无者求之，盛者责之，虚者责之，必先五胜，疏其血气，令其调达，而致和

平。此之谓也。(《素问·至真要大论》)

下凡言“病机十九条”或“十九条”者，均指此段经文。

“病机十九条”的阅读要点

凡导致疾病的原因，以及疾病的内在变化、外现症候等，都属于疾病变化的机制问题，这也就是《素问》所说的“病机”。张景岳说：“机者，要也，变也，病变所由出也。”张氏的解释，基本是正确的。那么，疾病的机变多端，究竟如何才能把握其机要呢？略而言之，不外有三个方面：发病、病因、辨证。

一、发病

疾病的发生和变化，是极其错综复杂的，但概括言之，总不外乎“体质强弱”和“致病因素”两个方面，正如《灵枢·百病始生》所说：“风雨寒热，不得虚邪，不能独伤人。卒然逢疾风暴雨而不病者，盖无虚，故邪不能独伤人。此必因虚邪之风，与其身形，两虚相得，乃客其形。”

所谓“虚邪”或“虚邪之风”，都是指不正常的气候而言。“无虚”，是指人体尚有抵抗力，正气不虚。意思即是说：正常的气候，很难致人于病；即使气候不正常，而人体的正气健好，亦不会招致疾病；如果气候既不正常，而人体正气又极虚弱的时候，这样“两虚相得”，便构成了疾病发生的条件。因此说，疾病发生的过程，也就是“正气”和“邪气”相互斗争的过程。在“正”“邪”斗争过程中，并不决定于外来邪气，而是取决于人体内在的正气。正由于人体的“正气”是疾病发生的决定因素，所以“体质”既各有不同，“发病”亦大有出入。例如，同样遭受病邪侵袭，有即刻发病的，有当时不发病的，有潜伏待机而发的，有再次感受而引发旧邪的。凡此种种，都说明了外因必须通过内因才能致病的道理。

“十九条”的开端说:“审察病机，无失气宜。”凡一病之成，不由于邪气之实，便由于正气之虚；实者，即当知其为实而议泻之之法，虚者，即当辨其为虚而议补之之方，是谓之“无失气宜”。因而，认识到发病的“邪”“正”关系，是掌握病机的首要之图。

二、病因

导致疾病的原因固是多种多样的，但约而言之不外三端：第一，为六淫，即风、寒、暑、湿、燥、火；“病机十九条”中大部分都在阐发这方面的机制问题。第二，为七情，即喜、怒、忧、思、悲、恐、惊七种情志的影响；情志变化首先要影响藏气，如喜则伤心而使气耗，怒惊伤肝而使气逆，忧悲伤肺而使气郁，思则伤脾而使气滞，恐则伤肾而使气却，凡此脏气诸变，也能引起风、火、湿、燥、寒等病；故“十九条”中，除肝心脾肺肾诸条应包括情志病变外，诸风、诸火、诸热各条亦不完全是外淫。第三，为饮食劳伤；饮食不节常能损害肠胃，这是人所共知；至“劳伤”即劳损伤害之意，凡一切不适当的起居动定、劳心劳力等都属之，如《素问·宣明五气》篇说的“五劳所伤”（久视伤血，久卧伤气，久坐伤肉，久立伤骨，久行伤筋）是也，“十九条”中的五脏诸病，也包括这方面的病变。

三、辨证

将病人所出现的各种症状，以及一切与疾病有关的因素加以综合分析，探求其病变的性质和机制所在，从而了解疾病的本质，这就叫作“辨证”，是中医认识疾病的基本方法。其内容包括“阴”“阳”“表”“里”“寒”“热”“虚”“实”八个方面。尽管疾病的变化是错综复杂的，反应出的症状是多种多样的，但是病理变化的机制总不超越这八个范围之外，一般所说的“八纲辨证”，义即指此。

“十九条”的最后说“有者求之，无者求之，盛者责之，虚者责之”这就是辨证的要点所在。有阳证则求之于阳，有阴证则求之于阴，有表证则求之于表，有里证则求之于里，有寒证则求之于寒，有热证则求之于热；而阴阳表里寒热诸证，又当进而责其为虚为实。能如此，辨证之能事毕矣。

“病机”的含义既如上述矣，而阅读“病机十九条”时，有两个问题亦必须明确，才可能得到比较正确的理解。

第一，“十九条”之首一则曰“风寒暑湿燥火，以之化之变……谨察病机，无失气宜”，十九条之尾再则曰“谨守病机，各司其属，有者求之，无者求之，盛者责之，虚者责之，必先五胜，疏其血气，令其调达，而致和平”，最是“十九条”的主要精神所在。如舍此而不顾，则“十九条”毫无辨证的价值可言了。正如张景岳所说：“凡或有或无，皆谓之机，有者言其实，无者言其虚。求之者，求有无之本也。……泻其盛气，责其有也；培其衰气，责其无也。求得所本而直探其赜，则排难解纷，如拾芥也。设不明逆顺盈虚之道，立言之意，而凿执不移，所谓面东者不见西墙，面南者不睹北方；察一曲者不可与言化，察一时者不可与言大，未免实实虚虚，遗人害矣。”（《类经·疾病类》之“一、病机”注）这段话的意思是说，“十九条”中的诸病，一一都应该用辨证的方法来分析。例如，其言属于热、属于寒也，而寒热均有虚实表里之分，不能“热”仅谓之热、“寒”直指为寒。

第二，对“十九条”中的“诸”“皆”“属”三字，要灵活地理解，不能理解得太死煞了。“诸”，众也，仅表示不定的多数，不能释为“凡”字；“凡”者，为统计及总指一切之词，以此释之，未免失之太泛。“皆”，乃“同”之义，与“诸”字正成相对之词。“属”，近也，犹言“有关”，不必释解为“隶属”之意。如“诸风掉眩，皆属于肝”，即是说，有多种“振掉”“眩晕”的风病，同样是有关于“肝”。第必须辨其为肝虚、肝实、肝寒、肝热而治之。假使简单地解释为：一切振掉、眩晕的风病，都是肝病。这便毫无辨证的余地，徒见其以词害意而已。

病机临证分析具体内容

一、形体诸病

1. 眩晕、瞀冒

【分析】

《经》云：诸风掉眩，皆属于肝；诸热瞀瘛，皆属于火。

目视物发黑，叫作“眩”；目视物旋转，叫作“晕”。这两种症状往往同时存在，兼而有之，所以“眩晕”一般都是并称的。不过有的“眩”多于“晕”，有的“晕”多于“眩”，而不是绝对的刚刚两平。眩晕甚而经常昏闷不爽，便叫作“瞀”，一般称“瞀冒”，又叫作“郁冒”，具有如物冒首、昏闷不堪之义，故常常可见瞀冒甚而良久始醒者。可以这样说，“瞀冒”是不同程度的“眩晕”。

眩晕、瞀冒，总由肝风胆火上逆，冲于头目所致。因“目”既为肝窍，而肝的经脉又上通颠顶，胆的经脉亦起于目锐眦，上抵头角；所以肝胆二经的风火之气上冒，扰乱清阳，必然发生为眩、为瞀的病变。盖“风”为肝之本气，“火”为胆之本气也；“风”性动摇，“火”性炎上，动则必“眩”，炎则必“瞀”；物性固如此，则“眩”的属于肝，“瞀”的属于火，可得而解了。

眩晕、瞀冒于临床辨证，则有虚实两类。虚证者，有阴、阳、上、下之分；实证者，有痰、涎、风、火之辨。

阳虚证，多由饥饱劳倦、大吐大下、汗多亡阳而来。头为清阳之府，如阳气不足于上，清府空虚者，宜用四君子汤（方1）、补中益气汤（方2）之类，以升举其清阳；症见晨起眩晕，须臾即定，日以为常者，有头面喜暖，手按之晕即渐定者，总宜用参、芪之类以大补清阳。如属下元亏损者，还与之崔氏八味丸（方3）、右归丸（方4）等，以峻补元阳为是。阴虚证，凡房劳过度、妇人产后、金疮失血过多等常有之。如日晡眩晕，得卧稍可者，尤为阴虚之征，地黄丸（方5）、四物汤（方6）等，以补肝肾之阴在所必需。阴阳虚甚，症见抬头则屋转、眼常黑花、如见物飞动或歧视者，尤宜用秘旨正元散（方7）加鹿茸以治之。盖鹿之为物，头上清阳最足，故以之治阳虚眩冒，常获捷效。

实证而风淫盛者，则有因火、因虚的不同。因于虚者，宜补虚以息风；因于火者，宜清火以息风。息风之品虽多，要以天麻、钩藤、菊花之属为最。属火证：若火在营分，宜逍遥散（方8）加丹、栀以两清内外之热；若火在气分，宜戊己丸（方9）以泻火平肝；实火，宜泻心汤（方10），折其炎上之势；虚火，宜甘露饮（方11），平其化燥之机。属痰证：脾痰，宜半夏白术天麻汤（方12），以燥太阴之湿；热痰，宜二陈汤（方13）加黄芩、栀子，以泻太阴之热；风痰或寒痰，宜青州白丸子（方14），以弭其生痰之由；湿痰，宜甘草干姜茯苓白术汤（方15），以散脾土之湿；若痰盛气虚，尤宜六君子（方16）加姜汁、竹沥以澄本清源；如有气实于上者，可用黑锡丹（方17），以重坠之。

总之，据临床所见，眩晕一症实证少而虚证多，下虚上实者亦屡见不鲜。下虚者总属气与血，上实者无非风、火、痰；下虚是病本，上实是病标；必须以治本为主，辅以治标。明乎此，则临证施治，绰有余裕了。

现代临床，内耳性眩晕、脑动脉硬化、高血压、贫血、神经衰弱，以及某些脑部疾患等，均可见到眩晕、瞀冒的表现。

【附方】

方1，四君子汤（《太平惠民和剂局方·卷三·治一切气》）：人参一至三钱，白术一至二钱，茯苓一至钱半，甘草六分至一钱。此为补气之主方，补气必从脾胃着手，故以参、苓、术、草为主。人参滋胃，白术健脾，茯苓渗湿以扶脾，甘草和中以养胃。四味均为甘温之品，以扶助中宫，展布津液，使消化之机能健全，水谷之精微敷布，则体气自然强壮矣。

方 2，补中益气汤（《内外伤惑辨 · 卷中 · 饮食劳倦论》）：黄芪一钱，人参三分，甘草五分，当归身一钱，橘皮五分，升麻二分，柴胡二分，白术三分。此为劳倦伤脾，谷气不胜，阳气下陷之良剂。方以黄芪护皮毛而固腠理，人参培中宫而补元气，白术健脾，当归调血，陈皮通之，甘草和之；清气陷于下者，柴胡、升麻遂其生阳之气而升之。凡脾胃不足，喜甘恶苦，喜补恶攻，喜温恶寒，喜通恶滞，喜升恶降，喜燥恶湿者，此方最宜。

方 3，崔氏八味丸（《金匮要略 · 中风历节病脉证并治第五 · 附方》）：熟地黄八两，干山药、山茱萸肉各四两，白茯苓、牡丹皮、泽泻各三两，肉桂、附子各一两；炼蜜为丸。方以附子、肉桂壮命门之火，熟地黄、山萸肉以增血益精，茯苓、山药以健脾渗湿，丹皮、泽泻以润燥制亢。元阳壮而精血充，脾湿去而阳气健，即虚火之外浮者，亦可归于本原，诚为内伤要剂。

方 4，右归丸（《类经附翼 · 求正录 · 真阴论》）：大熟地八两，山药、山萸肉、枸杞、菟丝、杜仲、鹿角胶各四两，当归三两，附子、肉桂各二两。方以专培右肾之元阳为主，在八味丸益火之源的基础上，去其茯苓、丹皮、泽泻下渗之药，而益以枸杞、菟丝、杜仲、当归、鹿角胶等性温味厚、大补精血、大益元气之品，则温补之力，尤在八味丸之上矣。

方5，地黄丸（《小儿药证直诀·卷下·诸方》）：熟地黄八两，山萸肉、干山药各四两，牡丹皮、白茯苓、泽泻各三两；蜜丸。方脱胎于八味丸而注重填补。地黄、山萸补血益精，以壮水之主；山药、茯苓健脾渗湿，以培水之源；丹皮、泽泻，一以伏相火之亢，一以养肾精之清，以遂其阳生阴长之妙，洵为伏火益水之良剂。

方6，四物汤（《太平惠民和剂局方·卷九·治妇人诸疾》）：熟地黄、当归身各三钱，白芍二钱，川芎钱半。此为补血之主方。以熟地黄之甘温厚味为君，增补新血；虑其滞而难行也，则臣以当归温养而行之；血虚者肝必旺，泄以芍药之苦酸，则血液无耗；散以川芎之辛窜，则血畅肝平，经络通行，无所阻滞矣。

方7，正元散（《张氏医通·卷十四·眩晕》引虞天益《制药秘旨》方）：人参三两（用附子一两煮汁收入，去附子），黄芪一两五钱（用川芎一两酒煮收入，去川芎），山药一两（用干姜三钱煮汁收入，去干姜），白术二两（用陈皮五钱煮汁收入，去陈皮），甘草一两半（用乌药一两煮汁收入，去乌药），茯苓二两（用玉桂六钱酒煮汁收入晒干，勿见火，去桂）；除茯苓，余均用文武火缓缓焙干，杵为散。此为补火生土、降浊升清之方。人参济以附子汁，假火以生土也；黄芪济以川芎汁，助脾以升散之力也；山药济以干姜汁，资土以阳和之气也；白术济以陈皮汁，渗湿以化浊也；甘草济以乌药汁，缓中以降逆也；茯苓济以玉桂汁，借阳以消阴也。全方益火正元之力，妙在温而不燥。

方 8，逍遥散（《太平惠民和剂局方 · 卷九 · 治妇人诸疾》）：柴胡七分，白术、茯苓、当归各一钱，白芍钱半，甘草八分，薄荷叶五分，煨姜三片。此为治肝气抑郁、火旺血虚之方。方用白术、茯苓，助土德以升木；当归、芍药，益营血以养肝；薄荷解热，甘草和中；柴胡既为厥阴之报使，复有升发诸阳之用，所谓木郁达之，以遂其曲直之性也；若内外热俱盛者，加丹皮以解肌热，加栀子以清内热，名丹栀逍遥散。

方 9，戊己丸（《太平惠民和剂局方 · 卷六 · 治泻痢》）：川黄连、吴茱萸、白芍药各等分；研末，米煮面糊和丸。此为泻肝保土之方，故名戊己（土）。火为木之子，实则泻其子，故以黄连泻心清火为君，使火不克金，金能制木，则肝平矣；吴萸辛热，入厥阴行气解郁，又能引热下行以反佐之；芍药苦酸，泄营热而伐肝泻木，土益不受克矣。丹溪之“左金丸”本此。

方 10，泻心汤（《金匮要略 · 惊悸吐衄下血胸满瘀血病脉证治第十六》)：大黄二两，黄连、黄芩各一两。此为泻心火要方。黄芩、黄连苦寒，入心清火；大黄更能涤火热而泄于外，用于心火上炎而致诸血症最宜。

方 11，甘露饮（《太平惠民和剂局方·卷六·治积热》)：生地黄、熟地黄、天冬、麦冬、石斛、茵陈、黄芩、枳壳、甘草、枇杷叶各等分。此为养阴滋燥之剂。二地、二冬、石斛、甘草之甘，所以清胃肾之虚热，泻而兼补者也；茵陈、黄芩之苦寒，所以折热而祛湿；枇杷叶、枳壳足以抑降炎上之气。故此方用于虚热上行者最宜。

方 12，半夏白术天麻汤（《脾胃论·卷下·调理脾胃治验》)：姜半夏、麦芽各钱半，神曲、白术各一钱，苍术、人参、黄芪、陈皮、茯苓、泽泻、天麻各五分，干姜三分，黄柏二分。此方主燥太阴脾湿。半夏领陈皮、神曲、苍术、茯苓以燥湿痰，白术领干姜、人参、黄芪、麦芽以健脾阳；天麻领泽泻、黄柏以清风热。健脾阳为化痰之源，清风热为弭痰之势，亦二陈、四君子加味者也。

方 13，二陈汤（《太平惠民和剂局方·卷四·治痰饮》)：陈皮、姜半夏、茯苓各二钱，甘草一钱。此为降气渗湿祛痰之方也。半夏辛温，体滑性燥，行水利痰为君；气顺则痰降，故辅以陈皮；湿利则痰消，故臣以茯苓；中土和则痰涎不聚，故佐以甘草也。

方 14，青州白丸子（《太平惠民和剂局方 · 卷一 · 治诸风》）：生白附子、生南星各二两，生半夏七两，生川乌五钱；为末，绢袋盛，水摆出粉为丸。痰之生也，由风、由寒、由湿，半夏、南星辛温燥湿以散寒，川乌、白附辛热以温经逐风。故本方为治风痰、寒痰之上品；水摆出粉，尤得其气味之纯而不燥烈也。

方 15，甘草干姜茯苓白术汤（《金匮要略 · 五脏风寒积聚病脉证并治第十一》）：甘草、白术各二两，干姜、茯苓各四两。此为燠土以胜水之方。方中四品均以温补脾土见长，脾土气壮，则制水有权，肾水下流，无从痹著矣，故亦名之曰肾着汤。

方 16，六君子汤（《证治准绳 · 类方第二册 · 痰饮》）：即四君子汤加陈皮、半夏。四君本为补气之方，再加陈皮以理气散逆，加半夏以燥湿除痰，用于脾虚而痰湿滞者最宜。

方 17，黑锡丹（《太平惠民和剂局方 · 卷五 · 治痼冷》引丹阳慈济大师传方）：黑铅（熔去渣）、硫黄各二两，沉香、附子、胡芦巴、阳起石（研水飞）、破故纸、舶上茴香、肉豆蔻、金铃子、木香各一两，肉桂五钱；酒曲糊丸。方以火热之硫黄和黑锡所结成之砂子为君，诸纯阳香燥之药为臣，以一味苦寒之金铃为反佐，用沉香引入至阴之分为使。凡阴火逆冲、真阳暴脱、气喘痰鸣之急证，用以镇固其阳，则坎离可交于顷刻。

【表解】（见表1）

表1　眩晕瞀冒表解

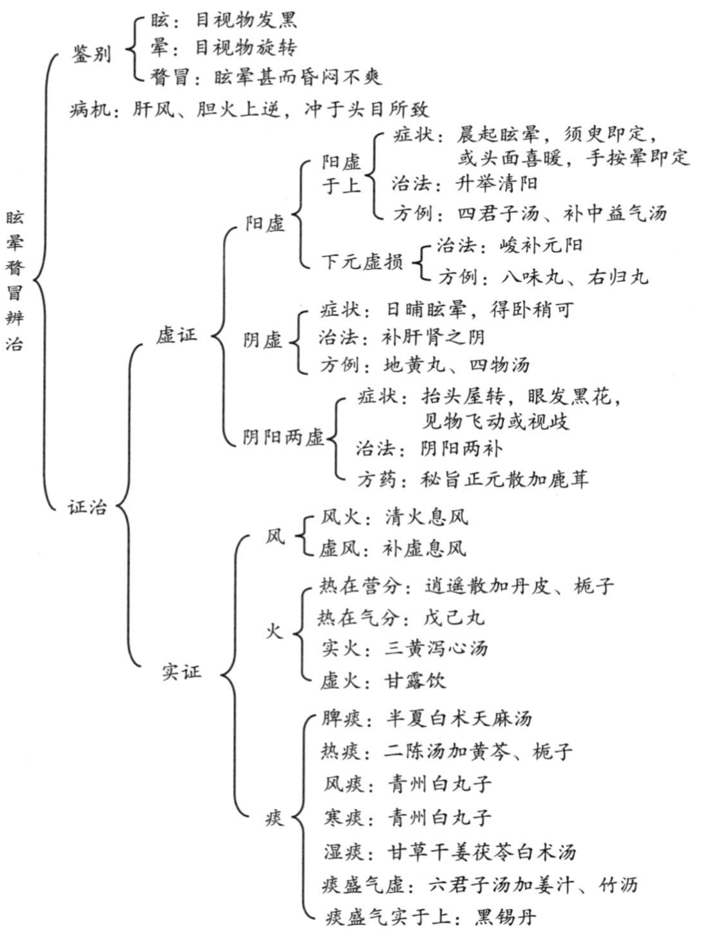

2. 项强

【分析】

《经》云：诸痉项强，皆属于湿。

“颈项”为三阳经脉所过之处，如果颈项现强直，总属邪客三阳经所致。凡寒湿搏于经脉，筋肉必因之拘急而强；风湿搏于经脉，筋肉必因之弛张而强；左多属血，右多属痰。这是辨“项强”的大要。

《伤寒论》中说：“太阳病，项背强几几，反汗出恶风者，桂枝加葛根汤主之。”这是风湿循太阳之经自上而下，经气不舒使然，故用桂枝汤以解太阳肌中之邪，加葛根宣通经脉之气。《伤寒论》又说：“太阳病，项背强，无汗恶风，葛根汤主之。”这个项强的病变与桂枝加葛根汤证同，不过彼为表虚证，此为表实证而已，故多用麻黄三两以伐其寒湿邪气。

如项强而伴有发热、恶寒、脉浮紧，乃风寒湿气客于三阳经也，宜驱邪汤（方 1），以辛散之；项强而动则微痛，脉弦数，右侧为甚，乃湿热客于三阳经也，甚或有痰，宜消风豁痰汤（方 2），以清涤之；项强而动则微痛，脉弦涩，左侧为甚，乃先因血虚而风湿客于太阳、阳明也，宜疏风滋血汤（方 3），以养血息风；项强而伴有寒热往来、或呕吐、或胁痛，乃湿热稽留于少阳经也，宜小柴胡汤（方 4），以疏表清里；项强如拔，腰痛如折者，乃风湿滞于经脉也，宜加味胜湿汤（方 5），以通畅经络；项强而伴有精神短少、筋肿难伸而不能睡者，乃气虚火盛、湿热滞于经也，宜养神汤（方 6），以调气泻热；虚寒甚而项背不能转侧者，往往为肾中寒湿上攻所致，宜椒附散（方 7），以温阳散寒。

可见，所谓“属于湿”者，既有在表、在里之分，复有风湿、寒湿、热湿、痰湿以及气虚、血虚之辨，未可认一“湿”字而简单视之。

【附方】

方 1，驱邪汤（《证治准绳·类方第四册·颈项强痛》引《会编》方）：麻黄、桂枝、葛根、生姜、甘草、杏仁、羌活、防风、川芎、独活、藁本、柴胡、白芷、升麻、薄荷、紫金藤。此乃由葛根汤、九味羌活汤等组成之大方。诸药总以驱风、祛湿、散寒见长，独紫金藤一味，所以行经络之滞，善于驱风活络也。

方 2，消风豁痰汤（《证治准绳·类方第四册·颈项强痛》）：羌活、独活、防风、白芷、葛根、柴胡、升麻、生姜、紫金藤、黄芩、红花、半夏、陈皮、茯苓、甘草。此乃柴葛解肌汤二陈汤等组合之大方。柴胡、葛根、羌活、白芷、升麻、黄芩、生姜、甘草，此乃柴葛解肌汤（缺石膏、芍药、桔梗）也，能消散太阳、阳明之风热；陈皮、半夏、茯苓、甘草，二陈汤也，能燥湿痰；紫金、红花，所以行经脉之滞软。

方 3，疏风滋血汤（《证治准绳·类方第四册·颈项强痛》）：当归、川芎、白芍、熟地黄、羌活、独活、红花、牛膝、防风、白芷、葛根、升麻、甘草、柴胡、桃仁、生姜、紫金藤。此乃四物汤、九味羌活汤等组合之大方。九味羌活汤（缺苍术、细辛、黄芩）所以胜风；四物汤所以滋血；独活、升麻、柴胡、葛根，亦所以伍羌活汤胜风；紫金藤、桃仁、牛膝，亦所以伍四物汤和血也。

方 4，小柴胡汤（《伤寒论·辨太阳病脉证并治中》）：柴胡八两，黄芩、人参、甘草、生姜各三两，半夏五合，大枣十二枚；清水煮，去滓再煎，温服。此为和解半表半里之方。方以柴胡疏散少阳经络，使半表里之邪从此外达；半夏和胃，黄芩清热，使半表里之邪，从此内彻；再以人参补虚，助生发之气；甘草佐柴、芩调和内外；生姜、大枣佐参、夏以通营卫；皆有其相须相济之妙。

方 5，加味胜湿汤（《证治准绳·类方第四册·颈项强痛》）：羌活、独活、藁本、防风、蔓荆子、川芎、苍术、黄柏、荆芥、甘草、生姜、紫金藤。此乃东垣羌活胜湿汤合二妙散加味而成之复方也。羌活胜湿汤所以祛风湿；二妙散所以除热湿；加荆芥、生姜，亦所以祛风胜湿；紫金藤以宣通经络也。

方6，养神汤（《兰室秘藏·卷中·头痛门》）：黄芪、人参、甘草、苍术、柴胡、橘皮、升麻、木香、黄柏、当归、黄芩、半夏、黄连、川芎、麦芽、白术。本方除川芎、麦芽、白术外，余药即东垣调中益气汤原方及其加味法，重在泻火燥湿，并培养脾胃以升举其清阳之气也。

方7，椒附散（《普济本事方·卷二》）：附子为末，每二钱以川椒二十粒，白面填满，生姜七片，煎成去椒，入盐少许，空心服。附子温肾，川椒、生姜逐寒而降逆气，所以治下元虚而寒气攻冲者之方也。

【表解】（见表2）

3. 口噤

【分析】

《经》云：诸禁鼓栗，如丧神守，皆属于火。

“口噤”，即牙关紧急，《千金方》叫作“风懿”。口噤，多为三阳经的病变，因三阳之经并络入于颔颊，尤其是足阳明胃之经，环于口唇，于口噤的关系更为密切。凡邪气入于三阳经，因筋脉拘急而势必口噤不开、牙关紧急。风、寒、痰、火诸因，都可以导致本症。

因于风者，恒见痉挛、抽搐诸症，宜千金独活汤（方1），

表2　项强表解

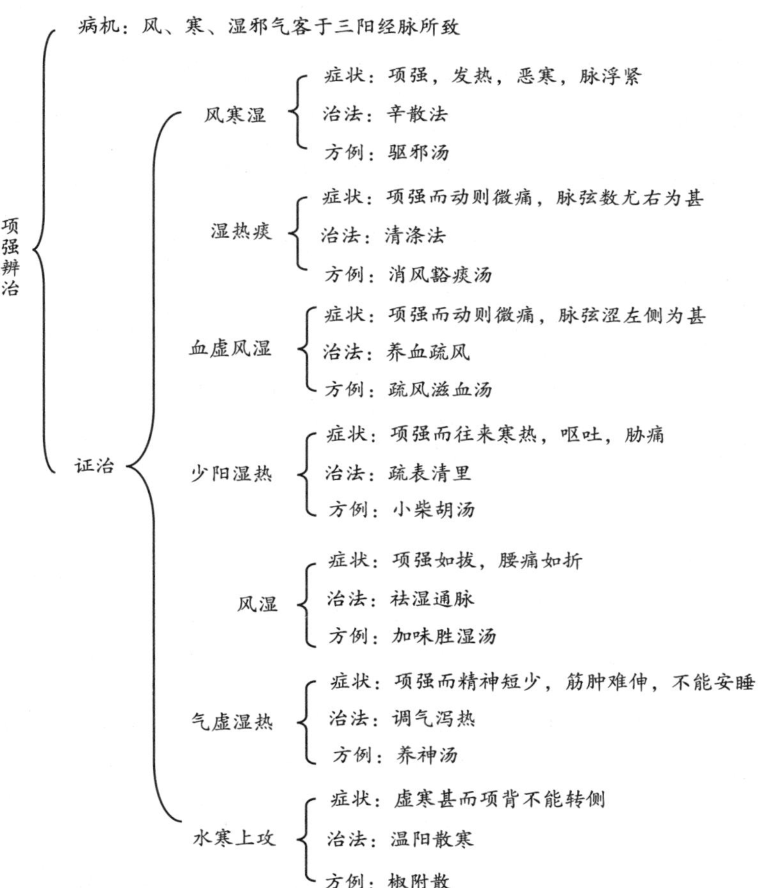
项强辨治
病机：风、寒、湿邪气客于三阳经脉所致
证治
风寒湿
症状：项强，发热，恶寒，脉浮紧
治法：辛散法
方例：驱邪汤
湿热痰
症状：项强而动则微痛，脉弦数尤右为甚
治法：清涤法
方例：消风豁痰汤
血虚风湿
症状：项强而动则微痛，脉弦涩左侧为甚
治法：养血疏风
方例：疏风滋血汤
少阳湿热
症状：项强而往来寒热，呕吐，胁痛
治法：疏表清里
方例：小柴胡汤
风湿
症状：项强如拔，腰痛如折
治法：祛湿通脉
方例：加味胜湿汤
气虚湿热
症状：项强而精神短少，筋肿难伸，不能安睡
治法：调气泻热
方例：养神汤
水寒上攻
症状：虚寒甚而项背不能转侧
治法：温阳散寒
方例：椒附散

以祛风和营；因于寒者，常见脸青面黑、筋脉拘强，宜乌犀丸（方 2），以散寒通窍；因于湿者，往往身重、色晦、四肢沉滞，宜石南汤（方 3），以和营胜湿；因于痰者，喉中痰声辘辘，吞吐不得，宜十味导痰汤（方 4），以豁痰开窍；因于火者，则身热、面赤、气粗，宜凉膈散（方 5）加黄连、犀角，以涤热清窍；如果属虚证，还宜用地黄饮子（方 6），以温通少阴。

可见"口噤"属火不过为诸证中之一，未可以"火"证而概其余。口噤甚不得入药者，用南星、半夏研末擦牙，用郁金、藜芦碾细搐鼻诸法，亦宜权用，以启其闭。总之，辨治口噤，无论其为何因，要以缓急、开窍二者，最为当务之急。

【附方】

方 1，独活汤（《千金要方·卷八·风懿第六》）：独活、桂心、芍药、生姜、甘草、栝楼根。方即瓜蒌桂枝汤去大枣，易桂心，加独活而成。瓜蒌桂枝汤本为和营弭风、养筋脉而治痉之方；所以易桂心者，欲其入包络而开心窍也；加独活者，所以胜风邪也。

方 2，乌犀丸（《普济方·卷九十二·风口噤附论》）：犀角屑、天麻、白附子、僵蚕、乌蛇、半夏、天南星、独活、麻黄、当归、晚蚕砂、麝香、干蝎。本方之南星、干蝎、白附子、僵蚕、天麻、麝香，即"牛黄丸"（缺牛黄、防风、蝉蜕）也，为治风痫惊痰之要药；而白附、僵蚕、干蝎三者，又为《直指方》的牵正散，为入经息风而正口眼之专剂；乌蛇祛风湿，犀角解风热，一入于肝，一通于心，火静风平，故为方中之主药；半夏、独活、麻黄、当归、晚蚕砂，亦所以助其祛风痰之用而已。

方 3，石南汤（《千金要方 · 卷八 · 风懿第六》）：石南、干姜、黄芩、细辛、人参各一两，桂心、麻黄、当归、川芎各一两半，甘草二两，干地黄十八铢，吴茱萸三十铢；水六酒三煎服。此为温散湿邪之方。石南胜阴复阳，专治风痹痿弱；麻黄、桂枝、细辛，祛风散邪；生姜、吴茱萸、人参、甘草，实脾杜湿；川芎、当归、地黄，养血荣筋；黄芩一味，开发郁闭之风热，以风能胜湿也。

方 4，十味导痰汤（《张氏医通 · 卷十六 · 二陈汤祖方》：半夏、陈皮、茯苓、甘草、枳实、胆星、羌活、天麻、蝎尾、雄黄末。方中二陈汤加南星、枳实名导痰汤，所以除湿痰之壅盛也；再加羌活、天麻、蝎尾、雄黄，则能平风木之威。湿渗风停，痰无再作之余地焉。

方 5，凉膈散（《太平惠民和剂局方 · 卷六 · 治积热》）：连翘四两，大黄、芒硝、甘草各二两，栀子、黄芩、薄荷各一两；共为末，每服三钱，加竹叶、生蜜煎。此泻上中二焦火热之剂也。连翘、栀子、黄芩、竹叶、薄荷，以凉散上焦之热；

大黄、芒硝荡涤中焦之火；甘草、蜂蜜又从而清解之。上清下泻，膈中自清利矣。

方6，地黄饮子（《宣明论方·卷二·喑痱证》)：熟地黄、巴戟、山茱萸、肉苁蓉、附子、官桂、石斛、茯苓、石菖蒲、远志、麦冬、五味子等分；为末，每服五钱，入薄荷（少许）、姜、枣煎服。此为温养心肾之方。熟地黄以滋根本之阴；巴戟、苁蓉、官桂、附子以返真元之火；石斛安脾而秘气；山萸温肝而固精；菖蒲、远志、茯苓补心而通肾脏；麦冬、五味，保肺以滋水源。使水火相交，精气渐旺，而风火自息，乃寓攻于补之剂也。

【表解】（见表3）

4. 振掉

【分析】

《经》云：诸风掉眩，皆属于肝。

“振掉”，又叫作“颤振”，为筋脉约束不住，不能任持之象。“振掉”虽与“瘛疭”类似，但“瘛疭”为手足牵引而或伸、或屈，“振掉”只是振颤动摇不已，正如《伤寒论》真武汤证所云“身瞤动，振振欲擗地者”是也。

为什么振掉属于肝风的病变呢？肝主筋膜之气，风为阳

表3　口噤表解

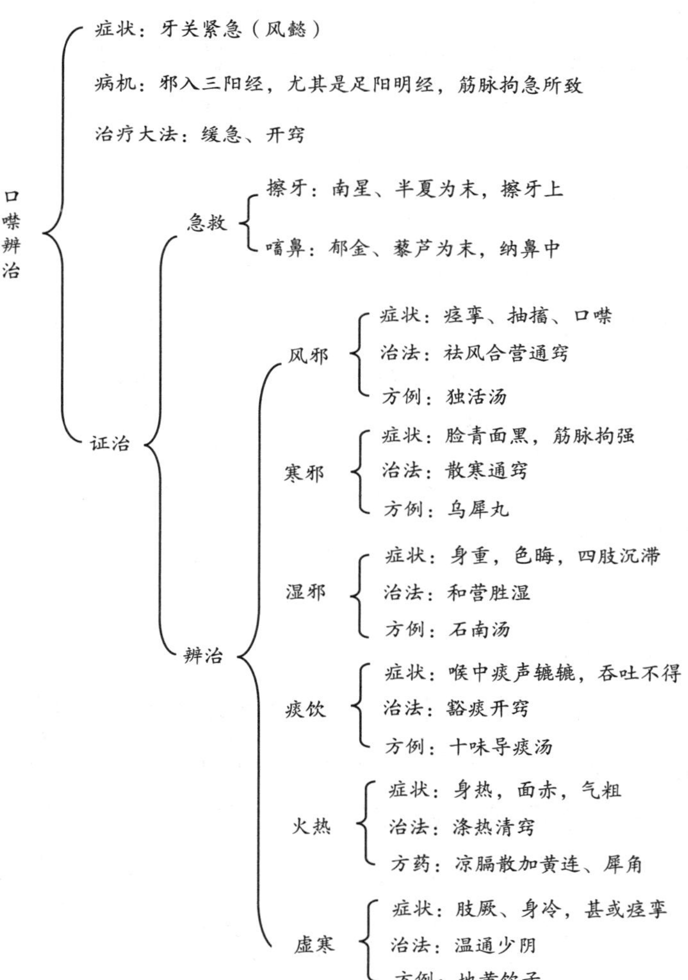
口噤辨治
症状：牙关紧急（风懿）
病机：邪入三阳经，尤其是足阳明经，筋脉拘急所致
治疗大法：缓急、开窍
证治
急救
擦牙：南星、半夏为末，擦牙上
嗃鼻：郁金、藜芦为末，纳鼻中
辨治
风邪
症状：痉挛、抽搐、口噤
治法：祛风合营通窍
方例：独活汤
寒邪
症状：脸青面黑，筋脉拘强
治法：散寒通窍
方例：乌犀丸
湿邪
症状：身重，色晦，四肢沉滞
治法：和营胜湿
方例：石南汤
痰饮
症状：喉中痰声辘辘，吞吐不得
治法：豁痰开窍
方例：十味导痰汤
火热
症状：身热，面赤，气粗
治法：涤热清窍
方药：凉膈散加黄连、犀角
虚寒
症状：肢厥、身冷，甚或痉挛
治法：温通少阴
方例：地黄饮子

邪，阳主动，肝木的风阳太盛，势必克制脾土；脾主四肢，为诸阳之本，风阳亢，脾土的津液不能营运于四肢，以致筋膜大伤，随风而动，《左传》所谓“风淫末疾”者，即此之谓。惟亦有独头振掉，而手足不动的，因头为诸阳之会，风阳上冲，阳动愈甚，所以独头动摇而无休止也。

如因肝木实热盛而生风者，宜泻青丸（方 1），以泻木宁风；如因肝经虚热而风动者，宜地黄丸（方 2）加息风药，以养木息风；脾胃虚弱，则宜六君子汤（方 3）加归、芍、钩藤之类，以定风培土；因于痰者，宜导痰汤（方 4）加竹沥，以燥湿涤痰；阴血虚衰水亏不能制火者，宜秘方定振丸（方 5），以养阴平木；心气虚不足以营筋者，宜秘方补心丸（方 6），以养之；肾阳虚不能充沛于肢体者，宜真武汤（方 7），以温之。

【附方】

方 1，泻青丸（《小儿药证直诀·卷下·诸方》）：龙脑、山栀、大黄、川芎、当归、羌活、防风各等分；蜜丸，竹叶汤下。此为两泻肝风胆火之方。龙脑、大黄直入厥阴，折而使之下；羌活、防风，祛而使之散。栀子泻少阳之郁热，川芎、当归养肝以润燥。一泻一散一补，同为平肝之剂，此所以名泻青也。

方 2，地黄丸，参见眩晕（方 5）。

方 3，六君子汤，参见眩晕（方 16）。

方 4，导痰汤（《证治准绳 · 类方第二册 · 痰饮》引《济生方》)：半夏四两，天南星、橘红、枳实、赤茯苓各一两，甘草五钱。方中二陈汤所以祛湿痰，加南星、枳实，其导痰下行之力尤剧，二者皆苦温善降之品也。

方 5，秘方定振丸（《证治准绳 · 类方第五册 · 颤振》)：天麻、秦艽、全蝎、细辛各一两，熟地黄、生地黄、当归、川芎、芍药各二两，防风、荆芥各七钱，白术、黄芪各一两五钱，威灵仙五钱；研末，酒煮米糊为丸。方以四物汤为主，盖疏风必先养血之道也；次臣以黄芪、白术之益脾，脾健则营能统而风不能侮之；余皆为疏风之药，风去则振定矣。

方 6，秘方补心丸（《证治准绳 · 类方第五册 · 颤振》)：川芎、当归、生地黄各一两五钱，人参、甘草各一两，远志二两五钱，酸枣仁、柏子仁各三两，金箔二十片，麝香一钱，琥珀三钱，茯神七钱，朱砂、牛胆、南星各五钱，石菖蒲六钱；研细，蒸饼糊为丸。方用人参以补心气，川芎、当归、生地黄以补心血，茯神、远志、柏仁、酸枣、琥珀以补心神，甘草补土以实其母，凡此均为补心之正药；再以麝香、牛胆、南星、菖蒲以清其窍；并以金箔、朱砂镇以宁之；则凡扰心之痰火邪气，均无虑矣。

方 7，真武汤（《伤寒论 · 辨太阳病脉证并治中》)：附子一枚，白术二两，茯苓三两，白芍三两，生姜三两。此补火胜寒之方也。附子、生姜回阳益卫，能壮真火而逐虚寒；茯苓、白术补土养心，能伐肾邪而止心悸；芍药和营以养阳，则水火相济而为用也。

【表解】（见表4）

5. 瘛疭

【分析】

《经》曰：诸热瞀瘛，皆属于火。

“瘛”，筋脉拘急也；“疭”，筋脉弛纵也。在暴病得之，为风痰及肝火郁于经络之象，其证多实；若于汗后、病后得之，尤其是失血后、产后、痈疽溃后得之，多为气血津液过伤，不能营养筋脉而然，其证多虚。“瘛疭”的病变，多关于心、脾、肝三经。

如自汗少气，脉急而按之弱小者，心气虚也，宜辰砂妙香散（方1），以温养之；若气盛神昏，筋挛脉大者，心火旺也，宜导赤散（方2）加黄芩、黄连、山栀、犀角、茯神之类，养水以泻火；若体倦，脉迟缓，神昏不语，四肢欠温者，脾虚生风也，宜归脾汤（方3）加钩藤，以养脾柔肝；若寒热往来，上视头摇，脉弦急者，肝热生风也，宜加味逍遥散

表4　振掉表解

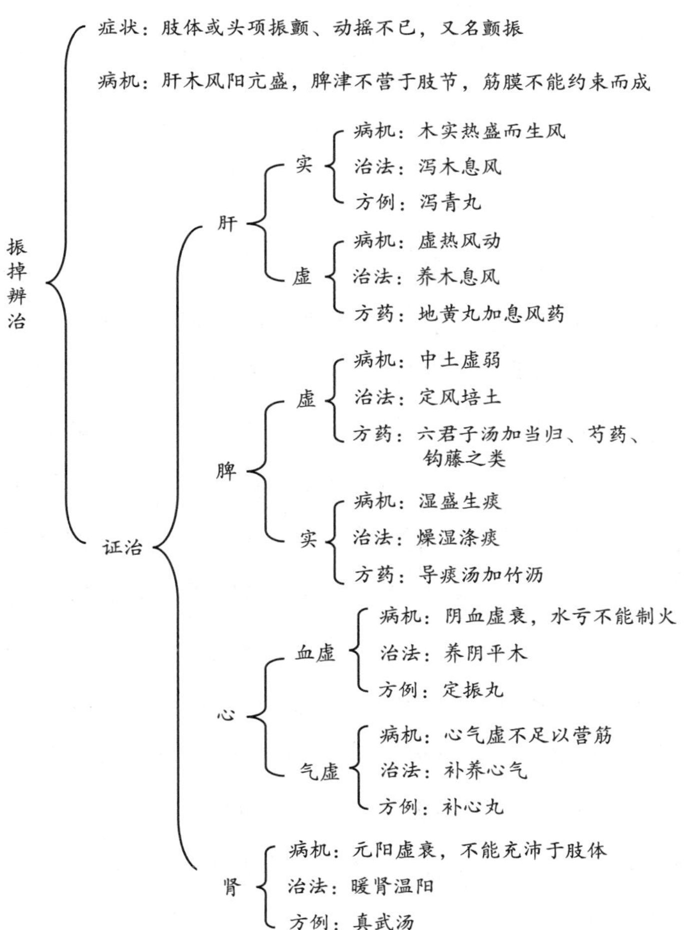
振掉辨治
症状：肢体或头项振颤、动摇不已，又名颤振
病机：肝木风阳亢盛，脾津不营于肢节，筋膜不能约束而成
证治
肝
实
病机：木实热盛而生风
治法：泻木息风
方例：泻青丸
虚
病机：虚热风动
治法：养木息风
方药：地黄丸加息风药
脾
虚
病机：中土虚弱
治法：定风培土
方药：六君子汤加当归、芍药、钩藤之类
实
病机：湿盛生痰
治法：燥湿涤痰
方药：导痰汤加竹沥
心
血虚
病机：阴血虚衰，水亏不能制火
治法：养阴平木
方例：定振丸
气虚
病机：心气虚不足以营筋
治法：补养心气
方例：补心丸
肾
病机：元阳虚衰，不能充沛于肢体
治法：暖肾温阳
方例：真武汤

（方4），以泻热息风；瘛疭而目瞤、口动、面肿者，风水两甚也，可用秦艽升麻汤（方5），以胜湿祛风；病暑风（暑温身热，卒然痉厥）而瘛疭者，肝风内动也，宜香薷散（方6）加防风、羚羊角，以清暑止痉。

可见“瘛疭”之属于火，尤不能不辨虚实也。

【附方】

方1，辰砂妙香散（《太平惠民和剂局方·卷五·治诸虚》）：山药、茯苓、茯神、黄芪各一两，人参、桔梗、甘草各五钱，木香二钱五分，辰砂三钱，麝香一钱；研细，每服二三钱，莲肉煎汤调下。此乃固气涩精之方也。山药益阴涩精以为君；人参、黄芪固气，茯苓、茯神宁神，神宁气固，则精自守矣；丹砂镇心安魂，二香开郁通窍，桔梗载诸心药久留膈上，甘草调和诸药交和于中，不从泻火固涩立法，但安神固气而精自秘；调以莲肉汤，尤有交心肾而扶元气之妙用焉。

方2，导赤散（《小儿药证直诀·卷下·诸方》）：生干地黄五钱，木通、生甘草梢各一钱；研末，每服三钱，淡竹叶煎汤送下。此益水以降虚火之方也。生地黄滋肾以凉心，木通通利小肠，佐甘草梢以泻最下之热，送以竹叶汤助其淡渗下降之势，则心经虚火可导而下也；利水而不伤阴，泻火而不伐胃，洵为釜底抽薪之良法。

方3，归脾汤（《济生方·卷四·健忘》）：当归身一钱，人参、白茯苓、黄芪、白术、龙眼肉、酸枣仁各二钱，青木香、甘草各五分，生姜三五片，红枣一二枚。人参、茯苓、黄芪、白术、炙甘草，温以补脾；龙眼、枣仁、归身，濡润以养心；佐木香一味，借以宣畅三焦之气机，则气调而脾舒；平抑肝气以实脾，则血而得归矣，故命之曰“归脾”。

方4，逍遥散，参见眩晕（方8）。

方5，秦艽升麻汤（《卫生宝鉴·卷八·风中血脉治验》）：秦艽三钱，升麻、葛根、甘草、芍药、人参各五钱，白芷、防风、桂枝各三钱，葱白三茎。此培土以胜风之方也。升麻、白芷皆阳明本经之药，故用为直入之兵；桂枝、芍药和其营卫；防风、秦艽驱散风邪；葱白佐风药以达于表，又借人参、甘草补而和之，则大气周流，外邪解散矣。

方6，香薷散（《太平惠民和剂局方·卷二·治伤寒》）：香薷二钱，厚朴一钱，白扁豆一钱五分，甘草一钱。此祛暑渗湿之方也。香薷芳香，发越阳气，有彻上彻下之功，故治暑者君之，以解表利小便；佐厚朴以除湿；扁豆、甘草以和中，则内外之暑湿悉除矣。

【表解】（见表5）

表 5　瘛疭表解

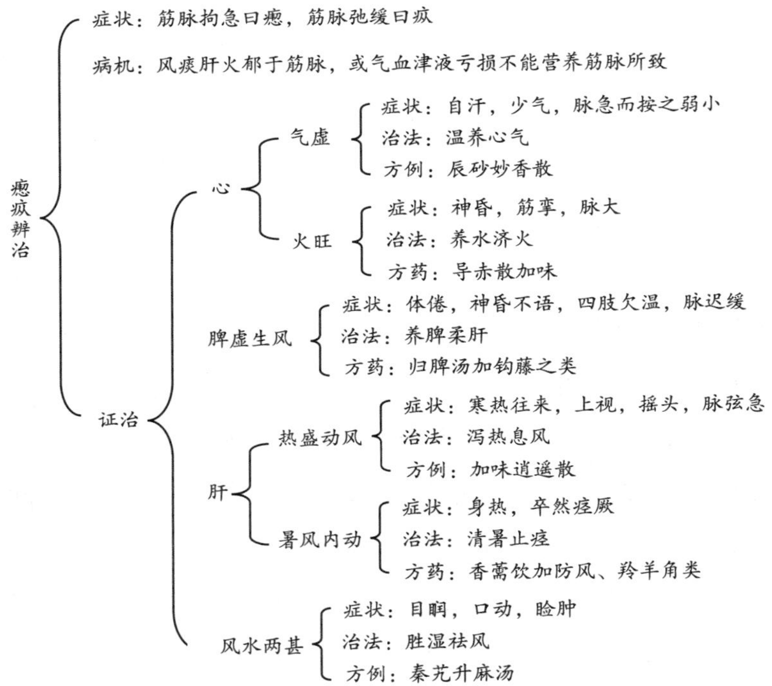

6. 厥逆

【分析】

《经》云：诸厥固泄，皆属于下。

“厥逆”一症大别之有二：一为阴阳气不相顺接的手足逆冷症；另一为气血败乱，卒然昏冒，不省人事的暴仆症。

前者，以足三阴、三阳经均起于足指之端（足阳明胃井厉兑，在次趾端；足太阳膀胱井至阴，在小趾外侧；足少阳胆井窍阴，在四趾外侧；足太阴脾井隐白，在大趾内侧；足少阴肾井始于小趾下，而涌泉在足心；足厥阴肝井大敦，在大趾之端）。若阳经邪盛，阴经气虚，阳乘阴位而为热厥，往往从足下始；而阴虚之病，足下亦常潮热也。如果阴经邪盛，阳经气虚，阳不胜阴而为寒厥，亦必起于足五指而上行于膝。所以阳虚之病，四肢多不温也；至手经之厥，亦多由足经而渐及之，以足为元气之根结也。

后者，由于脏精先伤，气血暴乱冲逆而上，尤以肝肾两脏为多。如《素问·生气通天论》中说："大怒则形气绝，而血菀于上，使人薄厥。"是病之发于肝者，因肝为风木之脏性最喜升，精血足则肝阳有所依附，虽怒不至大厥；惟精血衰少时，则肝阳失于涵养，怒则勃然而上，通身的气血便随之上逆而厥。又《素问·脉解》中说："内夺而厥，则为喑俳，此肾虚也。"肾主藏精，真阴真阳寓焉；阳喜升浮，借阴涵吸。若内夺其精，则阳气无依，升浮于上而成厥也。于此，诸厥"属于下"之理，不辨自明。

手足逆冷症，有寒热阴阳之分。阳气衰于下，则为寒厥，症必肢冷，脉沉而微数，或虽数无力，常呈似热而实非热之证，宜附子理中汤（方 1），以益火之源；阴气衰于下，则为热厥，多先见热证，脉沉滑而数，畏热喜冷，或烦躁便秘，时时昏冒，每为肾水日涸，阳气独盛所致，宜地黄丸（方2），以壮水之主；阳厥者，因于外感六淫，初起头疼、身热、口干、脉数，继则四肢乍冷乍凉，有似阴证，但寒不过肘膝，冷不过一时，伴有大便秘结、目溺俱赤，此热邪入里，气血不得宣通，所谓阳极似阴，火极似水也，宜用清凉攻里之剂，不可误作阴证治，凡四逆散（方3）、白虎汤（方4）、承气汤（方5、方6、方7）之类，都可随证酌用；阴厥者，素有内寒，或食凉物，或中寒威，或因病后自利自汗，变见身寒厥冷，倦卧不渴，面青溺白，脉沉细迟，忽然烦躁不宁，欲坐卧泥水井中，此寒极而躁，阴盛似阳也，宜四逆汤（方8）之类，以温经散寒。

暴仆厥逆症，则有气、血、痰、食之不同。“气厥”有虚实之分：实者，则形气愤然，卒倒肢冷，口无涎沫，其脉沉弦或伏，又名为中气，治宜四磨汤（方9）或乌药顺气散（方10），以顺气调肝（这与中风身温、多痰涎者大异；与中气之身冷、牙关紧闭亦异；与中寒之身冷，但出冷气，气不相续也异）；虚者，则形气索然，色青脉弱，肢体微冷，惟宜大补元气。“血厥”则分血逆、血脱两证：血逆，则因经行、产后，适有恚怒而见者，血上行积于心胸，昏闷不省人事，血从气逆，必先调气，气调则血亦调矣；血脱，则如大吐、大崩，或产后恶露过多不止，而气随血散，卒仆无知，宜急服独参汤（方 11）大剂，这是血脱益气的方法，紧急时可先掐人中，或烧醋炭以收其气，则气不尽脱，必能渐苏。“痰厥”，便不必因于恚怒，忽然气闷痰鸣、吐涎、肢冷，脉见沉滑，宜四君子汤（方 12）加竹沥、姜汁，以温脾祛痰，或用导痰汤（方 13），以燥湿豁痰，亦甚合拍。“食厥”，则因食填胸中，胃气不行所致，多见于小儿，症见昏迷不醒、肢不能举，脉形急大或沉伏，宜先用盐汤探吐，后以平胃消导治之，亦可转危为安。

【附方】

方 1，附子理中汤（《太平惠民和剂局方·卷五·治痼冷》）：附子二钱，干姜、白术、人参、甘草各二钱五分。此补火生土之方也。附子益少火，干姜暖中州，人参、白术、甘草补气，火足气旺则脾土自能健运矣。

方 2，地黄丸，参见眩晕（方 5）。

方 3，四逆散（《伤寒论·辨少阴病脉证并治》）：甘草、枳实、柴胡、芍药各一钱；捣筛，白饮和服。此为和脾通气之方。方以枳实之通，芍药之疏，甘草之和，柴胡之输转，则内陷之清气借脾之输运而外达也。

方 4，白虎汤（《伤寒论·辨太阳病脉证并治下》）：石膏一斤，知母六两，甘草二两，粳米六合。此泻热养胃之方也。石膏辛寒，擅两解内外邪热之能，故以为君；知母苦润，以泻火滋燥为臣；甘草、粳米调中，且能于土中泻火，寒剂得之缓其寒，苦药得之化其苦，俾无伤于胃，故以为佐使；名曰“白虎”者，取其具“庚金”清肃之气也。

方5，小承气汤（《伤寒论·辨阳明病脉证并治》）：大黄四两，厚朴二两，枳实三枚。此攻里而不犯下焦之方也。枳实去上焦之痞满，大黄祛胃中之实热，厚朴快气以速其行；实而未至于坚，故不用芒硝以攻其下也。

方6，大承气汤（《伤寒论·辨阳明病脉证并治》）：大黄四两，芒硝三合，厚朴半斤，枳实五枚。此攻里热闭结之方也。大黄以泻热下结，芒硝以润燥软坚，枳实、厚朴苦降以去实满；热泻结除，气得以顺，故曰“承气”。

方7，调胃承气汤（《伤寒论·辨太阳病脉证并治上》）：大黄、芒硝各一两，炙甘草五钱。此攻里而不犯上焦之方也。大黄除热荡实，芒硝润燥软坚；二物下行甚速，故用甘草缓之，不致伤胃，是曰“调胃”；以其邪热不在上焦，斯不用枳实、厚朴。

方8，四逆汤（《伤寒论·辨太阳病脉证并治上》）：炙甘草二两，干姜一两五钱，附子一枚。此为温经救阳之峻剂。方以炙甘草为君，外温营卫，内补中焦；臣以干姜、附子之辛温，上行头顶，外彻肌表，通行十二经；甘草得姜、附子，以鼓肾阳、温中寒，有水中暖土之功；干姜、附子得甘草，以通关节、走四肢，有逐阴回阳之力，真阳得振，沉阴消退，故为少阴经之主方。

方 9，四磨汤（《济生方·卷二·喘》）：人参、槟榔、沉香、乌药；清水浓磨，煎三五沸，温服。此为气分攻补兼施之剂。方以人参先补正气，沉香纳之于肾，而后以槟榔、乌药导之，所谓实必顾虚，泻必先补也。"浓磨"，取其气味俱足之义也。用于七情感伤，胸膈不快，上气喘急者最宜。

方 10，乌药顺气散（《太平惠民和剂局方·卷一·治诸风》）：乌药、橘红各二钱，麻黄、川芎、白芷、桔梗、枳壳各一钱，僵蚕、炮姜、炙甘草各五分；加姜、葱煎服。此乃解表顺里之方。麻黄、桔梗，肺家之药，发汗以祛寒；川芎、白芷，头面之药，散风而活血；枳壳、橘红，利气行痰；僵蚕清化散结；炮姜温经通阳；甘草和中泻火；乌药能通行邪滞诸气，故独任以为君也。

方 11，独参汤（《景岳全书·卷五十三·补阵》）：人参，分量随人随证定之。人参得土中清阳之气，禀少阳之令而生，为大益元气之品，故独任之而专，常获续绝扶危之奇效。

方 12，四君子汤，参见眩晕（方 1）。

方 13，导痰汤，参见振掉（方 4）。

【表解】（见表 6）

表6 厥逆表解

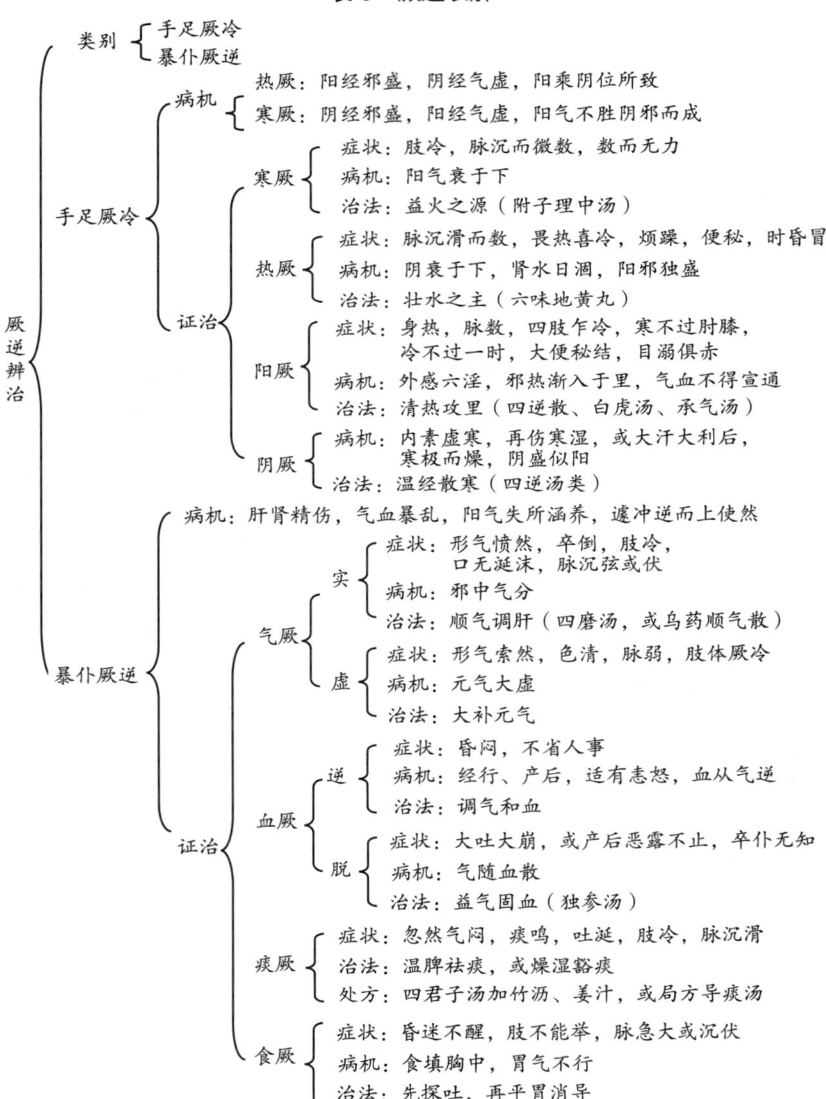

- 厥逆辨治
  - 类别
    - 手足厥冷
    - 暴仆厥逆
  - 手足厥冷
    - 病机
      - 热厥：阳经邪盛，阴经气虚，阳乘阴位所致
      - 寒厥：阴经邪盛，阳经气虚，阳气不胜阴邪而成
    - 证治
      - 寒厥
        - 症状：肢冷，脉沉而微数，数而无力
        - 病机：阳气衰于下
        - 治法：益火之源（附子理中汤）
      - 热厥
        - 症状：脉沉滑而数，畏热喜冷，烦躁，便秘，时昏冒
        - 病机：阴衰于下，肾水日涸，阳邪独盛
        - 治法：壮水之主（六味地黄丸）
      - 阳厥
        - 症状：身热，脉数，四肢乍冷，寒不过肘膝，冷不过一时，大便秘结，目溺俱赤
        - 病机：外感六淫，邪热渐入于里，气血不得宣通
        - 治法：清热攻里（四逆散、白虎汤、承气汤）
      - 阴厥
        - 病机：内素虚寒，再伤寒湿，或大汗大利后，寒极而燥，阴盛似阳
        - 治法：温经散寒（四逆汤类）
  - 暴仆厥逆
    - 病机：肝肾精伤，气血暴乱，阳气失所涵养，遽冲逆而上使然
    - 证治
      - 气厥
        - 实
          - 症状：形气愤然，卒倒，肢冷，口无涎沫，脉沉弦或伏
          - 病机：邪中气分
          - 治法：顺气调肝（四磨汤，或乌药顺气散）
        - 虚
          - 症状：形气索然，色清，脉弱，肢体厥冷
          - 病机：元气大虚
          - 治法：大补元气
      - 血厥
        - 逆
          - 症状：昏闷，不省人事
          - 病机：经行、产后，适有恚怒，血从气逆
          - 治法：调气和血
        - 脱
          - 症状：大吐大崩，或产后恶露不止，卒仆无知
          - 病机：气随血散
          - 治法：益气固血（独参汤）
      - 痰厥
        - 症状：忽然气闷，痰鸣，吐涎，肢冷，脉沉滑
        - 治法：温脾祛痰，或燥湿豁痰
        - 处方：四君子汤加竹沥、姜汁，或局方导痰汤
      - 食厥
        - 症状：昏迷不醒，肢不能举，脉急大或沉伏
        - 病机：食填胸中，胃气不行
        - 治法：先探吐，再平胃消导

7. 痿躄

【分析】

《经》云：诸痿喘呕，皆属于上。

“痿”乃痿弱无力，周身四肢不能举动；“躄”则仅指足弱不能行而言。《素问·痿论》既言“五脏因肺热叶焦发为痿”，又说“治痿独取阳明”，这就指出了“痿”的根本原因。肺体燥，居上而主气，最是畏火；阳明胃土湿（也可以包括脾），居中央而主肌肉四肢，最是畏木。如果嗜欲无节，精水亏耗，火寡于畏，而侮所胜，肺被火刑而燥热，则金气不肃；木寡于畏，而强制于土，脾胃受木克而伤矣。肺热气耗，不能行治节之权而管摄一身，脾胃伤则四肢不为人用而痿之症作。则所谓“属于上”者，基本是指肺金、胃土之气而言。

因于肺热者，宜甘寒以清金，可用清燥救肺汤（方 1）加天冬、石斛、犀角之类，滋土以润肺金；中气虚者，宜用四君子汤（方 2）、黄芪汤（方 3）之类，以补气培元；湿热下注者，宜用二妙丸（方 4）加当归、牛膝、防已、萆薢、龟甲之类，以清渗之，李东垣清燥汤（方 5）亦得；肾虚者，宜虎潜丸（方 6），以润养之；因于湿痰者，脉必沉滑，宜二陈汤（方 7）加竹沥、姜汁，以燥脾行痰。

总之，泻火清肺金，而使东方不实以养脾；补水降心火，而使肺金不虚以化燥。这是治痿之大要，值得临证三思。

现代临床，多发性神经炎、急性脊髓炎、进行性肌萎缩、重症肌无力、周期性麻痹、肌营养不良、癔病性瘫痪，以及表现为软瘫的中枢神经系统感染后遗症等，均可见到“痿躄”的表现。

【附方】

方 1，清燥救肺汤（《医门法律・卷四・秋燥门》）：桑叶三钱，石膏二钱五分，甘草、胡麻仁各一钱，阿胶八分，麦冬一钱二分，杏仁、人参各七分，枇杷叶一片。此乃养胃以润肺燥之方。方用人参、甘草甘温以补胃气，气壮火自消；佐以石膏、麦冬、桑叶、阿胶、胡麻仁辈，使清肃令行，而壮火亦退；又佐以杏仁、枇杷叶之苦以降气，气降火亦降，而制节有权也。

方 2，四君子汤，参见眩晕（方 1）。

方 3，黄芪汤（《兰室秘藏・卷下・小儿门》）：炙黄芪二钱，人参一钱，炙甘草五分；加白芍尤妙。方用黄芪保在外一切之气，甘草保在内一切之气，人参保上下内外一切之气，诸气治而元气自足；如阳虚而营不通者，白芍足以通之；元气壮而营气行，则经脉为用，而痿愈矣。

方 4，二妙丸（《证治准绳・类方第四册・痛痹》引丹溪方）：黄柏、苍术各等分。此为除湿热之方。苍术所以胜湿，黄柏所以清热，寒温相济，湿热自除。

方 5，清燥汤（《兰室秘藏 · 卷下 · 自汗门》）：黄芪钱半，苍术一钱，白术、陈皮、泽泻各五分，人参、茯苓、升麻各三分，当归、生地黄、麦冬、炙甘草、神曲、黄柏、猪苓各二分，柴胡、黄连各一分，五味子九粒；锉，每服五钱。此乃益气化水、运土生金之方也。黄芪益元气而实皮毛，故以为君；二术、人参、茯苓、甘草、陈皮、神曲，健脾燥湿，理气化滞，所以运动其土，土者金之母也；麦冬、五味，保肺以生津；当归、生地黄，滋阴而养血；黄柏、黄连，燥湿而清热；升麻、柴胡，所以升清；猪苓、泽泻，所以降浊；气壮水化，土旺金生，则燥气清肃，水出高原矣。

方 6，虎潜丸（《证治准绳 · 类方第四册 · 痿》引丹溪方）：败龟板、黄柏各四两，知母、熟地黄各二两，牛膝三两五钱，白芍药一两五钱，锁阳、虎胫骨、当归各一两，陈皮七钱五分，干姜五钱；研细末，羯羊肉二斤，酒煮捣膏为丸，每服三钱。此为益精血、壮筋骨之方。方以黄柏清阴中有余之火，燥骨间流注之湿，且苦能坚肾而强壮足膝，龟性禀阴精最厚，首常向腹善通任脉，大补真阴，故用二者为君，一以固本一以治标；再以熟地黄填肾精，知母清肺气，牛膝入肝舒筋，当归、白芍佐之，陈皮疏之；又虑热则生风，逗留关节，则用虎骨以驱之；纯阴无阳，不能发生，则用锁阳、干姜以温之；羊肉为丸，亦精不足者，补之以味之意也。

方 7，二陈汤，参见眩晕（方 13）。

【表解】（见表 7）

表 7　痿躄表解

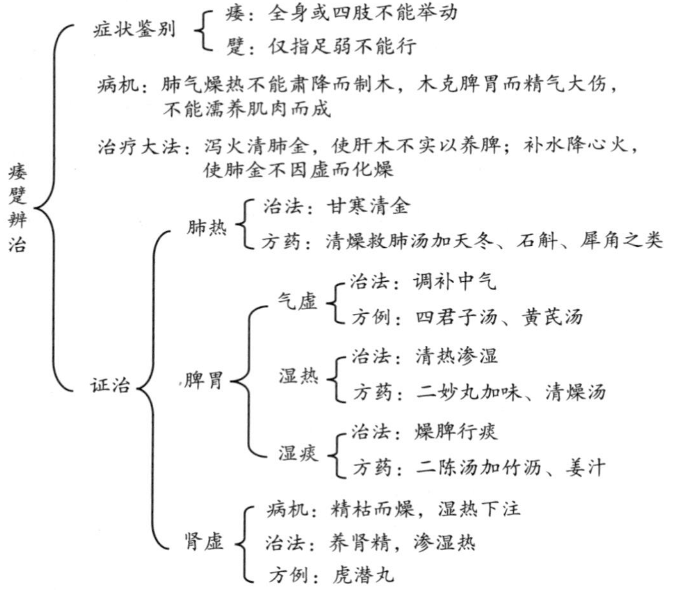

8. 鼓栗

【分析】

《经》云：诸禁鼓栗，如丧神守，皆属于火。

“鼓栗”，就是“鼓战寒栗”，故又叫“战栗”，也称“寒战”。鼓战，是由于外寒甚而全身战摇不已；寒栗，是内寒甚而心栗不能自禁。外在的邪气与正气争，往往发为“鼓战”；内在的邪气与正气争，往往发为“寒栗”。

《伤寒论·辨脉法》中说：“以其人本虚，是以发战。”因而鼓栗往往见于阳气素虚的人。《素问·疟论》中亦说：“阳虚而阴盛，外无气，故先寒栗。”如此而曰“属于火”，实谓火之不足而非火之有余。

凡此“鼓栗”而因真火衰微者，其症必兼见足冷、自汗，两尺脉形沉细，宜用参附汤（方 1）或芪附汤（方 2），以振其阳。若劳倦过度，中气内伤，土为金母，母令子虚，而致气耗不收者，症见倦怠而手心独热、脉形缓弱或气口虚大无力，总宜用补中益气汤（方 3），以升举之。至于或冒风寒，必兼发热、头疼，当审其时令而发散之；寒重宜九味羌活汤（方 4），以辛散之；风盛宜败毒散（方 5）加荆芥、防风，以疏利之；亦有确因火郁清道，抑遏阳气于脾土而不得外越，热极生寒的鼓栗，即所谓火极似水；或宜开发上焦以伸泄阳气，如李东垣的升阳散火汤（方 6）之类；或宜通泻中焦以伸泄阳气，如三承气汤（方 7）之类；刘河间《素问玄机原病式》说的“战栗动摇，火之象也”，则近似之。

【附方】

方1，参附汤（《济生方·卷一·补益》）：人参一两，附子五钱；每服五钱，加生姜、大枣煎。此为先后天并救之方。肾不足者，先天虚也，补先天之气者，无如附子；脾不足者，后天虚也，补后天之气者，无如人参；此参附汤之所由立也。

方2，芪附汤（《济生方·卷一·补益》）：炙黄芪一两，附子五钱；每服四钱，加生姜、大枣煎。此为兼救表里阳虚之方。卫气虚者，表阳必不固，惟黄芪足以实表；伍以附子之温守于内，则阳气内而有根外而无耗矣。

方3，补中益气汤，参见眩晕（方2）。

方4，九味羌活汤（《此事难知·太阳证》引张元素方）：羌活、防风、苍术各钱半，细辛五分，川芎、白芷、生地黄、黄芩、甘草各一钱；加生姜、葱白煎。此乃诸经解表之剂。羌活解足太阳之邪，白芷解足阳明之邪，苍术解足太阴之邪，细辛解足少阴之邪，川芎解足厥阴之邪，以上皆为辛药，最善于散风寒湿邪；防风固为风药走卒，无所不至；再以黄芩泄气中之热，生地黄泄血中之热，助诸药以除标热也；甘草甘平，协和诸药之用耳。

方5，败毒散（《活人书·卷十七·三十三方》）：羌活、独活、柴胡、前胡、枳壳、桔梗、赤茯苓、川芎各一钱，人参、甘草各五分；锉细，加薄荷五叶煎服。此疏利四时风湿浊毒之方也。羌活入太阳而理游风，独活入少阴而理伏风，均兼能祛湿除痛；柴胡散热升清，协川芎和血平肝，以治头痛目昏；前胡、枳壳降气行痰，协桔梗、茯苓以泄肺热而除湿消肿；甘草和里，人参扶正；全方能疏导经络，解散邪滞，故曰“败毒”。

方 6，升阳散火汤（《脾胃论 · 卷下 · 调理脾胃治验》）：柴胡八钱，防风二钱五分，葛根、升麻、羌活、独活、人参、白芍各五钱，炙甘草三钱，生甘草二钱；每服五钱，加姜、枣煎。此为治阳虚火郁之方。柴胡发少阳之火为君；升麻、葛根发阳明之火，羌活、防风发太阳之火，独活发少阴之火等为臣，此皆味薄气轻上行之药，所以升举其阳，使三焦畅遂，而火邪皆散矣；人参、甘草（生甘草泻火，炙甘草扶脾，故兼用之）益脾土而泻热，芍药泻脾火以通营，不致有损阴气，故为佐使也。

方 7，承气汤，参见厥逆（方 5、方 6、方 7）。

【表解】（见表 8）

表8 鼓栗表解

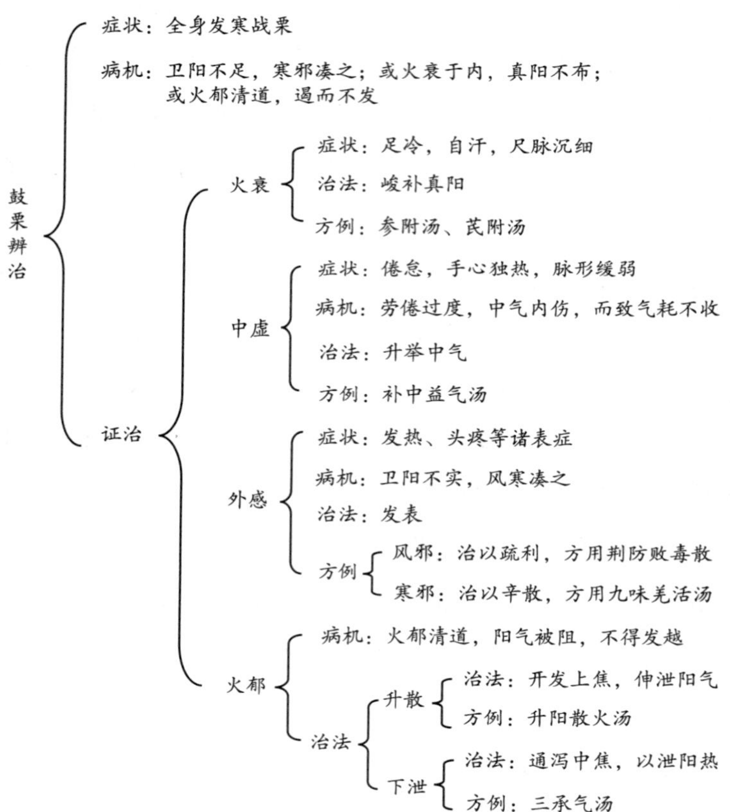
鼓栗辨治
症状：全身发寒战栗
病机：卫阳不足，寒邪凑之；或火衰于内，真阳不布；或火郁清道，遏而不发
证治
火衰
症状：足冷，自汗，尺脉沉细
治法：峻补真阳
方例：参附汤、芪附汤
中虚
症状：倦怠，手心独热，脉形缓弱
病机：劳倦过度，中气内伤，而致气耗不收
治法：升举中气
方例：补中益气汤
外感
症状：发热、头疼等诸表症
病机：卫阳不实，风寒凑之
治法：发表
方例
风邪：治以疏利，方用荆防败毒散
寒邪：治以辛散，方用九味羌活汤
火郁
病机：火郁清道，阳气被阻，不得发越
治法
升散
治法：开发上焦，伸泄阳气
方例：升阳散火汤
下泄
治法：通泻中焦，以泄阳热
方例：三承气汤

9. 痉病

【分析】

《经》云：诸痉项强，皆属于湿。

“痉病”，身体劲直而背反张，摇头、戴眼，口噤、肢挛，是其主要表现。致痉的原因虽多，而最根本的总为阴虚血少不能营养筋脉，以致筋脉拘急而然。张仲景于痉病概以“汗、下”为言，如云“太阳病，发汗太多因致痉、风病下之则痉、疮家发汗则痉”等，亦无非意在说明发汗太过必伤血液，误下亦必亏损真阴，阴血伤则筋失所滋，痉由斯而作。其病机，以之“属于湿”者，仅指湿热、风湿之证而言。如《素问》中说：“湿热不攘，大筋緛短，小筋弛长，緛短为拘，弛长为痿。”《金匮要略》中说：“太阳病，其证备，身体强，几几然，脉反沉迟，此为痉，瓜蒌桂枝汤主之。”前者为湿热，后者为风湿。但究不能认为这是痉病的根本原因，如果精血不亏，虽有风湿或湿热，未必便成痉病。徐忠可说：“痉之湿，乃即汗余之气，搏寒为病也，故仲景知有湿而不专治湿。”此说颇具深义。

痉病的辨治，须分其有邪无邪。有邪者分“刚、柔”两证：痉而伴有发热、无汗、恶寒为刚痉，宜用葛根汤（方 1），起阴气以祛邪；痉而伴有发热、汗出、不恶寒为柔痉，宜瓜蒌桂枝汤（方 2），养津液以和营卫。无邪者则有“虚、实”之分：痉而伴有肢厥、脉沉细，为阴痉，属虚证，宜八物汤（方 3），振气血以柔筋；痉而伴有身热、咳痰、脉洪数，为阳痉，属实证，宜羚羊角散（方 4），清阳热以息风。

惟痉病颇似于“痫”，不可不辨。“痫”则身软时苏，“痉”则强直反张不时苏，甚有昏冒而致死者，此其大较。

现代临床，流行性脑脊髓膜炎、流行性乙型脑炎、继发于各种传染病的脑膜炎、脑肿瘤，以及各种原因引起的高热性厥等，均可见到“痉病”的表现。

【附方】

方 1，葛根汤（《伤寒论·辨太阳病脉证并治中》）：葛根四两，麻黄三两，桂枝、芍药、甘草各二两，生姜三两，大枣十二枚。此即桂枝汤加麻黄、葛根也。方以葛根疏阳明而升津液，麻黄疏肺气而通肌腠，伍以和营卫之桂枝汤，则气畅津通，邪热可除，刚痉可缓矣。

方 2，瓜蒌桂枝汤（《金匮要略·痉湿暍病脉证第二》）：瓜蒌根、桂枝、生姜、芍药各三两，甘草二两，大枣十二枚。此亦生津以祛邪之方。方以瓜蒌根清气分之热，擅生津液之长者为君；加桂枝和营卫，养筋脉而祛风，则经气流通，风邪自解，湿气自行，筋不燥而痉愈矣；至生姜、桂枝合甘草、大枣则辛甘化阳，芍药合甘草、大枣则苦甘化阴，阴阳和调，邪气自解。

方3，八物汤（《证治准绳·类方第一册·虚劳》）：人参、当归、川芎、白芍、熟地黄、白术、茯苓各一钱，黄芪二钱，生姜三片，红枣肉二枚；清水煎服。此即四君子汤、四物汤复方去甘草加黄芪而成。四君所以益气，四物所以补血，以黄芪易甘草，其培中益气、扶元养血之力尤倍之也。

方4，羚羊角散（《证治准绳·类方第五册·痉》）：羚羊角、犀角、防风、茯神、柴胡、麦冬、人参、葛根、枳壳、甘草、石膏、龙齿。此乃清风热以止痉之方也。羚羊角清热息风，通神明，故以为君；臣以犀角、石膏，抽薪以熄其炎；防风、柴胡、葛根，通解三阳之风热；麦冬、人参、茯神、龙齿，滋化三阴之燥气；枳壳、甘草，一疏一缓，疏则热无所滞，缓则筋解其急；热退风平，燥滋急解，则“痉”自不能作矣。

【表解】（见表9）

表9　痉病表解

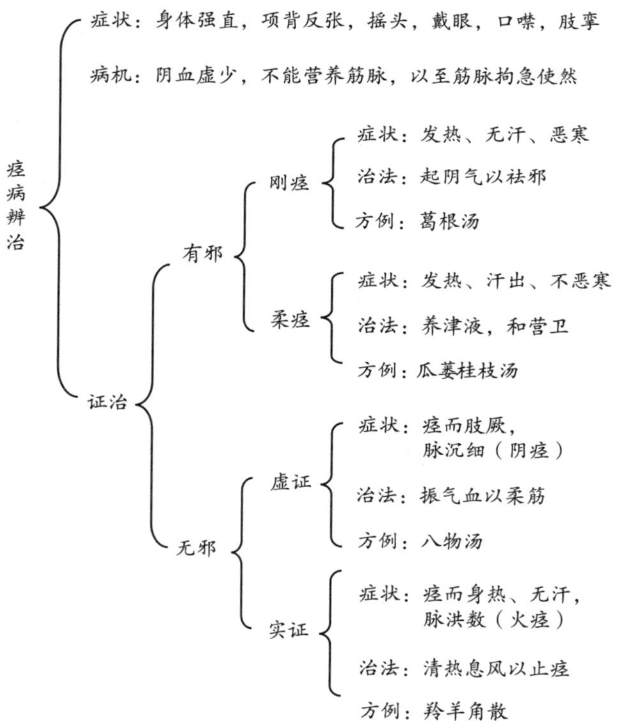
痉病辨治
症状：身体强直，项背反张，摇头，戴眼，口噤，肢挛
病机：阴血虚少，不能营养筋脉，以至筋脉拘急使然
证治
有邪
刚痉
症状：发热、无汗、恶寒
治法：起阴气以祛邪
方例：葛根汤
柔痉
症状：发热、汗出、不恶寒
治法：养津液，和营卫
方例：瓜蒌桂枝汤
无邪
虚证
症状：痉而肢厥，脉沉细（阴痉）
治法：振气血以柔筋
方例：八物汤
实证
症状：痉而身热、无汗，脉洪数（火痉）
治法：清热息风以止痉
方例：羚羊角散

10. 强直

【分析】

《经》云：诸暴强直，皆属于风。

刘河间在《素问玄机原病式》中说："强，强劲有力而不柔和也。直，筋劲强也。"可见"强直"是筋膜的病变。筋膜在人体主利关节，强直不柔，即为关节不利的表现。前所言"项强"，虽也属强直的范畴，但只局限于项部；这里所说的"强直"，或在手足，或在肩背，或在腰股，大而"八虚"（出自《灵枢·邪客》），小而诸节，在这些部位都可以出现。

"强直"既为筋病，为什么又说"属于风"呢？因为，肝主筋，其化风，也就是说"风"乃肝之气。肝气不足以营于筋膜，则强直之病作矣。以六淫言，风、寒、暑、湿、燥、火均足以令人强直，固不必限于风；惟肝气不伤，筋膜得其所养，淫邪虽客于身，未必便病强直。

因此治"强直"之法，除六淫、六经之形证当辨别清楚外，治本之图，总不外乎"气、血"两个方面。如肝先伤，血枯不能养筋者，多兼燥化之证，宜四物汤（方 1）加人参、半夏、黄芪，以温养之；或用滋血通经汤（方 2），以濡润之。如肝先伤，气虚不能缓筋者，多兼麻痹之证，宜两利汤（方 3），壮气以胜风；或用至仁汤（方 4），培土以渗湿。则和柔强直之法大体已备。

【附方】

方1，四物汤，参见眩晕（方6）。

方2，滋血通经汤（《辨证录·卷二·中风》）：当归、熟地黄、黄芩、麦冬、北五味、天花粉、秦艽。当归、熟地黄所以益血也；血中火盛则燥、津足则润，故用黄芩以清燥，麦冬、北五味、天花粉添其津；秦艽功专宣通经络，故以之为使。

方3，两利汤（《辨证录·卷二·中风》）：白术、茯苓、人参、甘草、白芍、当归、肉桂、苡仁、半夏、防风，此益气祛风之方也。茯苓、白术、人参、甘草以补气；当归、白芍、肉桂以养肝；薏苡仁助四君以益脾；防风、半夏助当归、白芍以息风也。

方4，至仁汤（《辨证录·卷二·中风》）：茯苓、白术、甘草、益智仁、黄芪、白芍、花粉、肉桂、车前子、防风。此为培土胜湿之方。茯苓、白术、黄芪、甘草，大补脾阳；犹虑其不足，复用肉桂、益智仁温养命火以生养之，培土之法至矣；车前、花粉相伍，祛湿而不伤津；使以防风、白芍，既取风能胜湿之义，亦所以通营柔筋也。

【表解】（见表10）

表 10　强直表解

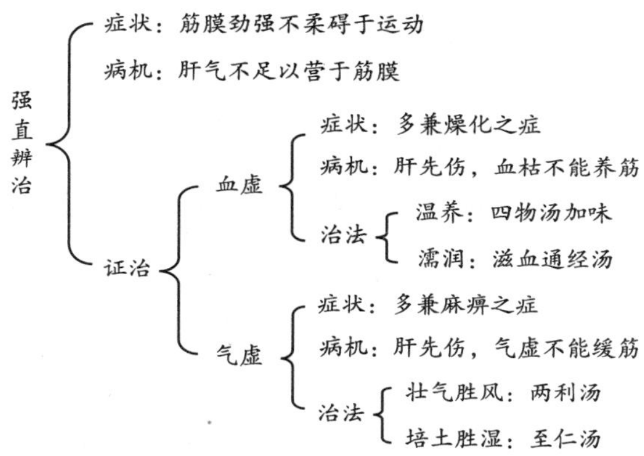

11. 收引

【分析】

《经》云：诸寒收引，皆属于肾。

张景岳云："收，敛也。引，急也。""收引"是形体拘挛一类的症状。拘挛，仍为肝筋的病变，仲景以芍药甘草汤治脚挛急，可以概见。辨"收引"，其证虽有热、有寒、有虚、有实之分，但总以血虚者居多，朱丹溪治挛急多以四物汤加减不无理由。但这里何以说"属于肾"呢？肾藏精，血为精所养，《素问·上古天真论》所云"肾气盛……任脉通，太冲脉盛"其义可知。如果肾经虚寒而血涩、血燥，其为收引拘急宜矣。

“收引”因于热而筋膜干燥挛急者，宜用当归、生地黄、桑叶、丹皮、羚羊角、钩藤之类以清润之；因外寒而致拳挛骨痛者，宜五积散（方 1），以散表和营；因于风湿者，宜羌活胜湿汤（方 2）或薏苡仁散（方 3），以祛风渗湿；亦有风寒湿三气合邪者，宜续断丹（方 4），以温散之；因于湿热下注，郁于经脉者，常为痛风之前驱，宜煨肾散（方 5），以清利之；如中风，则用地黄汤（方 6），以养血弭风；挛甚，可用养血地黄丸（方 7），以柔润化燥息风。

大抵拘挛掣痛，上下相引，肥白人责之湿痰流沮，瘦黑人责之血枯液涸，寒则胫逆而痛，热则胫热而枯，此辨证之大要也。

【附方】

方 1，五积散（《太平惠民和剂局方・卷二・治伤寒》）：苍术八钱，桔梗六钱，麻黄、枳壳、陈皮各五钱，厚朴、干姜各四钱，半夏、茯苓、甘草、白芷、当归身、白芍药、川芎、肉桂各三钱；研末，每服四五钱，生姜三片，葱白三茎，清水煎服。此方以平胃散为主，参以二陈汤，专治内伤生冷；又合麻黄汤、桂枝汤方意（但少杏仁），故兼治外感寒邪；加以四物汤去地黄而合甘草干姜汤，为治血分受寒之圣剂。枳壳、陈皮、甘草，并为清气治嗽之首；白芷专走阳明，治风热头痛；茯苓、桂枝、苍术、甘草（苓桂甘术汤换白术为苍术），以涤饮散邪，使饮半从表散；内犹藏小半夏加茯苓汤，令未尽之饮驱之从小便而出。此虽类集十余方，而不嫌冗杂者，得辛温散邪之大旨也。

方2，羌活胜湿汤（《脾胃论·卷上·分经随病制方》）：羌活、独活各一钱，川芎、藁本、防风、甘草各五分，蔓荆子三分。此乃治风湿在表之方。风能胜湿，羌活、独活、防风、藁本、川芎、蔓荆子，六者皆风药也，又皆解表之药，湿气在表，辛温升散，使湿从汗出，则诸邪散矣；甘草所以调和诸药耳。

方3，薏苡仁散（《证治准绳·类方第五册·挛》引《心印》方）：薏苡仁，捣碎作粥食之。薏苡仁入阳明胃经，味甘淡，性微寒；甘能益胃，淡能渗湿，土健湿去，则能生金，故又能润肺清热；作粥食之，其养胃清肺之作用可知矣。

方4，续断丹（《证治准绳·类方第五册·挛》）：续断、萆薢、牛膝、杜仲、干木瓜各二两；研细，炼蜜和丸，每两作四丸，每服一丸。此为温散风、寒、湿气之方，以诸药无一不祛三邪也；其中尤以续断祛寒，杜仲、萆薢除风，牛膝、木瓜渗湿，并皆从肾治，利于下焦诸疾也。

方5，煨肾散（《证治准绳·类方第五册·挛》）：甘遂末三钱，用猪腰子细批破，稍加盐、椒腌透，掺药末在内，荷叶包裹，烧熟，温酒嚼服。甘遂入肺、脾、肾三经，直达水气所结之处，用猪肾伍之，泻肾经隧道水湿，其功尤捷。

方6，地黄汤（《证治准绳·类方第五册·挛》）：干地黄、炙甘草、麻黄各一两；黄酒三升，清水七升煎服。此治血虚而风湿盛之方也。麻黄、甘草所以伐肌表之风湿，地黄所以补少阴之精血。与仲景麻黄附子甘草汤之治阳虚表实证同为一法，而病有阴阳之异也。

方7，养血地黄丸（《普济本事方·卷一》）：熟地黄、蔓荆子各二钱五分，山茱萸五钱，黑狗脊、地肤子、白术、干漆、蛴螬、天雄、车前子各七钱五分，萆薢、山药、泽泻、牛膝各一两；研细，炼蜜为丸，如梧子大，每服五十丸。此润燥柔筋之方也。地黄、蔓荆子，补血搜风，故以为君；生血之源惟赖阳生阴长，天雄以壮肾阳，白术以健脾阴，则中焦受气取汁，血源源而生也；地黄、山萸、山药、泽泻，六味丸之泰半，所以充血之精汁也；欲求新血之生，必先祛其所瘀，此干漆、蛴螬之不可无；狗脊、地肤、萆薢、车前、牛膝，皆为除湿利筋之品，湿去则筋柔，虽非主药，亦大有助于筋膜之柔顺焉。

【**表解**】（见表11）

表 11　收引表解

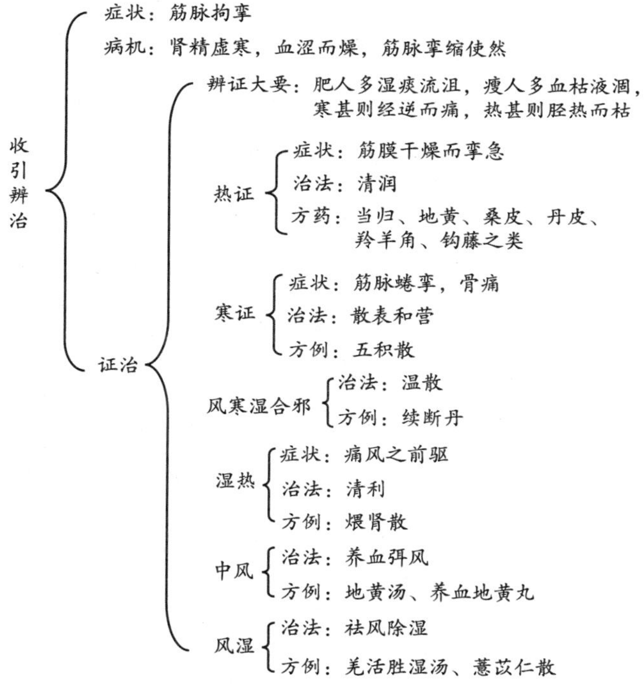

12. 转戾

【分析】

《经》云：诸转反戾，水液浑浊，皆属于热。

“转反戾”即“转筋”，多发于下肢，所以常叫作“脚转筋”。“转戾”之变，颇同于拘挛，不过拘挛之症多缓，转筋之症多急，拘挛不必限于足，而转筋之症多在两足也。

《金匮要略》中云:“转筋之为病，其人臂脚直，脉上下行，微弦，转筋入腹者，鸡屎白散主之。”鸡屎白为除热润燥之品。朱丹溪谓转筋皆属血热，用四物汤加黄芩、红花等，可见血热能导致转筋，早为前人的经验所证明。因此“诸转反戾，水液浑浊，皆属于热”的说法，是确有论据的。不过，以转筋仅为热证，总嫌片面，如《灵枢·阴阳二十五人》中的“血气皆少，则善转筋”，是转筋仍有虚寒证。

总之，“转戾”无论为寒、为热，属于血燥者多见，因而于施治时，或清热或散寒，切忌化燥之品，斯得之也。清热之法，宜以地黄煎（方1）为主；散寒，宜以乌头汤（方2）为主；太阴虚寒而转筋入腹者，宜仲景理中汤（方3）加白芍；另有外治法二,《外台秘要》以故棉浸醋蒸热裹脚，丹溪用盐汤于糟中暖浸，血滞不行者宜前方，血涩不营者宜后方，均有足取，以酸能泄，咸能润也。

【附方】

方1，地黄煎(《千金要方·卷十一·筋极第四》)：生地黄汁三升，生葛汁、生玄参汁各一升，大黄、升麻各二两，麻黄、栀子仁、犀角各三两，石膏五两，芍药四两。此为活血柔筋之方。方以麻黄、升麻外通经气之结，芍药、大黄内破蓄血之瘀，生地黄、生葛、玄参所以养其血，栀子、犀角、石膏所以泻其燔，则热退津生，血和气畅，筋膜无从挛急矣。

方 2，乌头汤（《千金要方 · 卷七 · 风毒》）：乌头、细辛、蜀椒各一两，甘草、秦艽、附子、桂心、芍药各二两，干姜、茯苓、防风、当归各三两，独活四两，大枣二十枚。此由四逆汤、乌头桂枝汤加味而成。四逆汤、乌头桂枝汤所以救心肾之阳也；再加细辛、蜀椒、防风、独活以祛风；秦艽、茯苓以渗湿；当归以和营；则阴平阳秘，筋转柔矣。

方 3，理中汤（《伤寒论 · 辨霍乱病脉证并治》）：人参、炙甘草、白术各三两，干姜二两。此大振脾阳之方也。人参补胃，白术扶脾，再以甘草和之，干姜温之，则中气冲和、中阳健运，故名“理中”。

【**表解**】（见表 12）

表 12　转戾表解

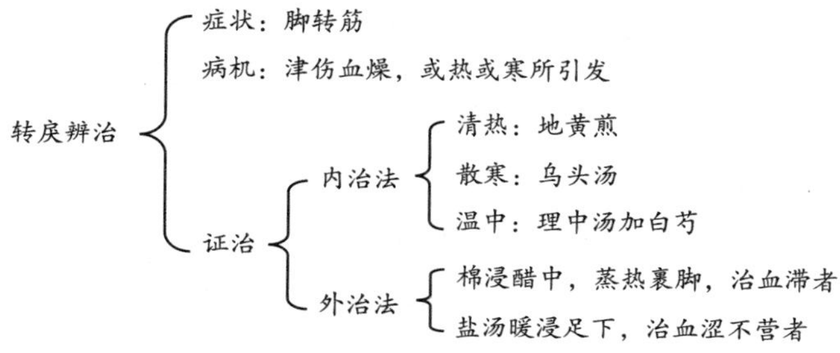

13. 胕肿

【分析】

《经》云：诸病胕肿，疼酸惊骇，皆属于火；诸湿肿满，皆属于脾。

“胕肿”，即是浮肿，属水肿病范畴。水肿病诸经皆有，主要关系于脾、肺、肾三脏的功能，以脾主运行、肺主气化、肾主五液之故。凡五气所化之液，悉属于肾；五液所行之气，悉属于肺；转输肺、肾而发生制水生金者，悉属于脾。因于肺需辨其虚实，凡郁结太甚则肺气实而气化不行，损伤过度则肺气虚而气化不及，均足以发生水肿。因于脾亦须辨其虚实，膏粱太过则脾气壅而湿热内生，藜藿不充则脾气弱而运行失职，亦足以发生水肿。独有肾脏的病水，当分别阴阳，因为肾一脏而兼具水火，水失其位则不能分泌清浊而湿热内留，火失其位则无从制化阴邪而水道泛溢。凡湿热瘀积而成之水肿，即所谓“属于火”者，则知以水肿属火、属脾，均不能概水肿的病机全貌。

治水肿的方法虽然多，但撮其要不外虚、实两途。虚肿之成也渐，其脉多虚，其症必倦怠泄泻，声怯色悴。肺虚者温其上，脾虚者益其中，肾虚者暖其下。治上焦阳虚，不能输布，水留于上，心下逆满，气上冲胸者，用苓桂术甘汤（方

1），以通阳化阴，输利水道；治中焦阳虚，不能蒸化，水渍于中，外泛为肿，二便通利者，宜实脾饮（方 2），以培土温中，祛其寒湿；治下焦阳虚，不能行水，小便不利，肢体浮肿，喘急、腹胀者，宜崔氏八味丸（方 3），以温阳行水。

实肿之来也暴，其脉必盛，其症必二便不通。治法须分轻重：轻则宜五皮散（方 4），上肿加紫苏、防风、杏仁，下肿加木通、防已、泽泻、赤小豆，在气分加白术、黄芪、肉桂，在血分加当归、川芎、桃仁、五灵脂，里寒加附子、肉桂、小茴香、干姜，里热加黄柏、山栀、黄芩、黄连，脾虚合四君（方 5），实则合三子养亲（方 6）、五苓散（方 7）以分消之，重则宜舟车神佑丸（方 8）、十枣汤（方 9），以荡涤之，上肿多宜汗，下肿多宜利，内热逼水气溢于外者宜大青龙汤（方 10）汗之，里寒甚而水气不能敷化者宜小青龙汤（方 11）汗之，水寒不化气于下者宜瓜蒌瞿麦丸（方 12）温以利之，湿甚热郁于下者宜蒲灰散（方 13）清以利之，兼郁积与热者清利而攻之。《内经》所谓“开鬼门，洁净府，祛菀陈莝”法也。

要之，“水”之与“气”虽为同类，阳旺则气化而水即为精，阳衰则气不化而精变邪水，故水之不化由气之虚也。《素问·灵兰秘典论》中说：“膀胱者，州都之官，津液藏焉，气化则能出矣。”气化者，肾中之气，阴中之火。阴中无阳，则气不能化，所以水道不通，溢而为肿。故治肿必先治水，治水必先治气。若气不能化，则水必不利。惟下焦之真气得行，始能传化；下焦之真水得位，始能分清。这是治水肿病的关键所在。

现代临床，急慢性肾炎、某些心脏病、肝硬化以及营养障碍等疾患，可出现水肿。

【附方】

方 1，苓桂术甘汤（《伤寒论 · 辨太阳病脉证中》）：茯苓四两，桂枝三两，白术、炙甘草各二两。此治肝实脾之方也。桂枝一味以治肝，白术、茯苓、甘草均补脾；白术补中土，甘草助脾气转输，茯苓以行脾肺之水；脾气治化有权，肝则不能制之矣。

方 2，实脾饮（《证治准绳 · 类方第二册 · 水肿》引《济生方》）：白术、茯苓、甘草、厚朴、木瓜、大腹皮、草豆蔻、木香、附子、黑姜；加姜、枣煎。此补土制水之方也。脾虚，故以白术、茯苓、甘草补之；脾寒，故以生姜、附子、草豆蔻温之；脾湿，故以大腹皮、茯苓利之；脾满，故以木香、厚朴导之；然土之不足，常由木之有余，木瓜酸温能于土中泻木，兼能行水，与木香同为平肝之品；使木不克土而肝和，则土能制水而脾实矣。

方 3，崔氏八味丸，参见眩晕（方 3）。

方 4，五皮散（《中藏经 · 卷下 · 附方》）：桑白皮、茯苓皮、生姜皮、大腹皮、陈皮各等分；加灯心十二茎煎服。此为消水肿之通剂。水肿之来，肺、脾、肾也，桑白皮、大腹皮消肺水，陈皮、生姜消脾水，茯苓消肾水，而五药均以气胜，气行则水行也。

方 5，四君子汤，参见眩晕（方 1）。

方 6，三子养亲汤（《韩氏医通 · 卷下 · 方诀无隐章》）：紫苏子、白芥子、莱菔子，各微炒研，煎服。此理气行痰之法也。白芥子除痰，紫苏子行气，莱菔子消食，然皆行气豁痰之药，气行则火降而痰消矣。

方 7，五苓散（《伤寒论 · 辨太阳病脉证并治中》）：茯苓、猪苓、白术各十八铢，泽泻一两，桂枝五钱；为散，白饮和服。此为治水热小便不利之主方。君泽泻之咸寒，走水府而泻邪热；臣二苓之淡渗，通水道而泻水热；佐白术之苦燥，健运脾土以输水；使桂枝之辛温，蒸化三焦以行水；泽泻得二苓则下降利水之力足；白术得桂枝，则上升通阳之效捷，此为治热不远热之法也。

方 8，舟车神佑丸（《证治准绳 · 类方第二册 · 痰饮》引河间方）：黑牵牛四两，大黄二两，甘遂、大戟、芫花、青皮、橘红各一两，木香、槟榔各五钱，轻粉一钱；研细，水泛和丸。此治形气俱实的水肿主方。凡大黄、牵牛、芫花、大戟、甘遂，皆为泻水之峻药，导之从大小便而出；并以青皮、木香，疏肝泄肺而健脾，与橘红、槟榔均为导气燥湿之品；少加轻粉，则行气攻水；盖肺泄则肝疏，肝疏则脾运，脾运则水消，诸药奏效尤捷也。

方 9，十枣汤（《金匮要略·痰饮咳嗽病脉证并治第十二》）：大枣十枚，芫花、甘遂、大戟各等分，各另捣为散，煎大枣汤成，纳药末一钱匕服。芫花、甘遂、大戟，辛、苦、寒、毒，能荡涤诸经积水；复以大枣培元固土，壮其行水之气。河间舟车丸即师此方而成。

方 10，大青龙汤（《伤寒论·辨太阳病脉证并治中》）：麻黄六两去节，桂枝二两去皮，甘草二两炙，杏仁四十枚去皮尖，生姜三两切，大枣十枚擘，石膏如鸡子大碎。此乃麻黄汤、桂枝汤、越婢汤之复方，功专从卫分泄邪，为两解表里郁热之剂。麻黄、桂枝、杏仁、生姜，皆所以辛散解表；大枣、甘草，所以护汗液之源；石膏一味，两泄表里之郁热，变化辛热之剂而为辛凉，此其所以为“龙”也。

方 11，小青龙汤（《伤寒论·辨太阳病脉证并治中》）：麻黄、桂枝、芍药、细辛、干姜、甘草各三两，半夏、五味子各半升。此为外散寒邪、内疏水饮之方。桂枝、麻黄以解外，佐干姜、细辛温散，使寒邪水饮俱从汗而解；用半夏逐痰，以清不尽之饮；遣五味子肃肺，以收耗伤之气。如此，则水流归壑，不若“大青龙”之兴云致雨，故以“小”别之。

方12，瓜蒌瞿麦丸（《金匮要略·消渴小便不利淋病脉证并治第十三》）：薯蓣三两，茯苓三两，瓜蒌根二两，附子一枚炮，瞿麦一两。此治水寒不行之方也。瓜蒌根降肺气以行水，是以治水之上源；瞿麦导膀胱而利小便，是为疏水之下流；薯蓣、茯苓，扶脾阳而抑水气；尤赖附子一枚，壮火以生土，扶阳以化阴；则寒邪散而水自行矣。

方13，蒲灰散（《金匮要略·消渴小便不利淋病脉证并治第十三》）：蒲灰半分，滑石三分；二味杵为散，饮服方寸匕，日三服。此治湿胜热郁之方也。蒲灰咸寒泄水，滑石淡渗清热，一泄一清，则水去而热亦除。蒲灰，即蒲席草烧而成灰也。

【表解】（见表13）

表 13　胕肿表解

- 胕肿辨治
  - 症状：皮下水肿
  - 病机：凡肺气实而气化不行，脾气壅而湿热内生，肾阳虚而阴水泛溢，统为水肿之所由
  - 证治
    - 治水大法：气能帅水，气行水利，气衰水蓄，故利水必以扶阳化气为主
    - 虚证
      - 症状：其成也渐，其脉多虚，倦怠，泄泻，声怯，色悴
      - 肺虚
        - 主症：心下逆满，气上冲胸
        - 病机：上焦阳虚，水留于上，不能输布
        - 治法：通阳化阴，输利水道
        - 方例：苓桂术甘汤
      - 脾虚
        - 病机：中焦阳虚，不能蒸化，水渍于中，外泛为肿
        - 治法：培土温中，祛其寒湿
        - 方例：实脾饮
      - 肾虚
        - 主症：小便不利，肢体浮肿，喘急，腹胀
        - 病机：下焦阳虚不能行水
        - 治法：温阳行水
        - 方例：崔氏八味丸
    - 实证
      - 症状：其来也暴，其脉必盛，二便常不通
      - 轻症
        - 方例：五皮散、五苓散
        - 加味
          - 上肿：加紫苏、防风、杏仁
          - 下肿：加木通、防己、泽泻、赤小豆
          - 气分：加黄芪、白术、肉桂
          - 血分：加当归、川芎、桃仁、五灵脂
          - 里寒：加附子、肉桂、小茴香、干姜
          - 里热：加黄柏、山栀、黄芩、黄连
          - 脾虚：合四君子汤
          - 里实：合三子养亲汤、五苓散
      - 重症
        - 方例：舟车神佑丸、十枣汤
        - 治法
          - 上肿宜汗，大青龙汤、小青龙汤
          - 下肿宜利，瓜蒌瞿麦丸
          - 湿盛热郁，蒲灰散

14. 胀满

【分析】

《经》云：诸湿肿满，皆属于脾；诸胀腹大，皆属于热；诸病有声，鼓之如鼓，皆属于热。

“满”于中者谓之“胀”，所以“胀”和“满”往往并称；“肿”则未必现“胀”，而“胀”可以现“肿”，这是大较。“胀满”是怎样发生的呢？《灵枢·胀论》中说：“厥气在下，营卫留止，寒气逆上，真邪相攻，两气相搏，乃合为胀。”人体上下阳布阴生，肺行而肾纳，本没有什么“厥气”；如果肺不行而肾不纳，此“厥气”之所由生，气已厥逆，势必影响营卫的运行而留止，于是无根的阴气逆上而与真气相搏结而不行，这是“胀满”的基本病机。并由此而知“胀满”总是偏于气分的多。

“胀满”证之辨，首先在能识脏腑形证的分布与乎邪气之所自来，即使是通腹胀满，卒难究竟，亦必有其胀甚的部位及病之先起处，便可以辨识其属于何脏何腑之气受邪，切不可含糊混称。例如，膈下脐上为“腹”，脾胃所居，水谷的病变居多；膈以上不能叫作腹，或称“心下”，或称“膈上”，心肺所居，气分的病居多；脐以下为“少腹”，肝肾主之，便溺与血皆能为病；两旁胁肋，是厥阴、少阳的经脉所在，肝气与水气的变化居多；又如单腹鼓胀，虽然上下两旁俱满，须问其从何处胀起？现在何部为甚？庶几界畔清而病根可得。

若脾胃受邪，必先脘下痞满，渐至通腹作胀，或满或坚，不外太阴、阳明为病。第阴阳各异，症亦殊：胃为阳土，阳道实，故病则脘下坚实而非满；脾为阴土，阴道虚，故病则腹满而不实硬。又六淫之气，风、火、热三阳邪，入犯阳明，阳邪伤阳，往往症见能食、不呕、便坚；湿、燥、寒三阴邪，入犯太阴，阴邪犯阴，往往症见不能食、自利、呕吐；若湿与热阴阳二邪并至，势必阴阳二经皆病，病则阳自升，阴自降，而成天地不交的单腹胀。以此说明“胀满”之所以“属于脾、属于热”，虽具有湿郁热蒸之义，究未能概举本病也。

肝木乘脾，脾聚湿热，久窒而清气不升、浊气不降，症见色苍黄、腹筋起、旦食不能暮食者，宜中满分消丸（方 1），以行气燥湿清热；因于气的胀满，如心下坚大，而病发于上者，宜金蟾散（方 2），以消中土之滞气；因怒而胀者，宜分心气饮（方 3），舒肝气以化湿浊；胀而两胁刺痛，脉弦细者，肝胃不和也，宜木香顺气汤（方 4），以和脾舒肝；嗳腐恶寒，便溏脉弱者，是为中虚不运三焦胀满证，宜用理中汤（方 5）之类，健中而温运之；血不通利则为血胀，如血结胞门而病发于下者，宜夺命丹（方 6），以化瘀消胀；因跌仆损伤，按有痛处，症见腹有紫筋、便黑、溺清、脉弦而涩者，是为蓄血所致，宜桃核承气汤（方 7）以祛瘀，势重者宜抵当汤（方 8）以折其瘀热；如虚人不可下者，宜当归活血散（方 9），以化瘀定痛；气血不通，往往水亦不通而溺少，积为水胀，形气俱实者，宜舟车神佑丸（方 10），以行气攻水，或用己椒苈黄丸（方 11），以前后分消。因于脾胃者，中焦虚寒，胃气隔塞不通，稍食则胀，失衣亦胀，此为寒胀，即所谓“脏寒生满病”也，宜中满分消汤（方 12），首温中阳，并从脾胃分消；因饮食停滞而致中焦胀满，症见嗳气作酸者，叫作谷胀，亦称食胀，往往旦食不能暮食，因旦则阳气方张谷气易消，暮则阴气方进谷不得化故也，宜大和中饮（方 13），以运中导滞；兼痛者，宜排气饮（方 14），以通利三焦之气；脉沉实者，宜大异香散（方 15），以开发郁气。

四肢不肿，胀惟在腹，是为单腹胀，一名鼓胀，以外坚满，中空无物，正所谓“鼓之如鼓”也，或因血气结聚不可解散，其毒如蛊，亦名蛊胀。统为脾胃伤损之病，察其因于中焦，治以脾胃为主，宜理中汤之属温补脾阳；若病由下焦，则以命门为主，宜人参、地黄、肉桂、附子之属以养真火；倘尚不堪纯补，宜佐以陈皮、丁香、砂仁、厚朴等辛香之品以行之。沈金鳌于此证惯用理中健脾丸（方 16），健中央以灌四旁，值得参考。

总之，治单腹胀以调理脾胃为主，兼养肺金以制木，使脾土无贼邪之虑；滋肾水以抑火，使肺金得清化之令；却盐味以防助邪气，戒暴怒以安肝木，庶几或有转机。

现代临床，即肝硬化、腹腔内恶性肿瘤、结核性腹膜炎等，均可出现的腹水。

【附方】

方1，中满分消丸（《兰室秘藏·卷上·中满腹胀门》）：厚朴一两，枳实、黄连、黄芩、半夏各五钱，陈皮、知母各四钱，茯苓、泽泻各三钱，砂仁、干姜各二钱，姜黄、人参、白术、甘草、猪苓各一钱；蒸饼丸，焙热服。此为合六君子汤、四苓汤、泻心汤、二陈汤、平胃散而为一方也。厚朴、枳实行气而散满；黄芩、黄连泻热而消痞；姜黄、砂仁暖胃而快脾；干姜则益阳燥湿，陈皮则理气和中，半夏则行水消痰；知母治阳明独胜之火，润肾滋阴；泽泻、茯苓泻脾肾妄行之水，升清降浊；并主以人参、白术、茯苓、甘草之补脾胃，庶几中运有权而胀满消。

方2，金蟾散（《证治心得·卷三·胀满》）：大虾蟆一个，砂仁为末，塞蟆腹内令满，泥罐封固，晒干，火煅通红，烟尽取出，候冷，去泥，煅研末，作一服，酒或陈皮汤调下，屁多即效。蟾禀土金之气而生，专入胃经，善于行气拔毒；佐以砂仁，大消中土之气滞，惟其性本辛凉，故须煅之。

方3，分心气饮（《证治准绳·类方第二册·胀满》）：紫苏梗一钱半，青皮、芍药、大腹皮、陈皮各一钱，木通、半夏各八分，官桂六分，赤茯苓、桑皮各五分，生姜三片，灯心十茎。方由二陈汤、五皮饮、桂枝汤等加减组合而成，为舒肝顺气化湿浊之方。桂枝汤佐青皮，所以疏肝也；二陈汤佐苏梗，所以顺气也；五皮饮佐木通、灯心，所以化湿浊也。

方 4，木香顺气汤（《卫生宝鉴·卷十八·胀治验》）：木香、草蔻仁、益智、苍术各三分，厚朴四分，青皮、陈皮、半夏、吴茱萸、干姜、茯苓、泽泻各二分，升麻、柴胡各一分，当归五分。此为益脾消胀之方。方中木香、厚朴、青皮、陈皮以平肝行气；草蔻、益智，香能舒脾；苍术、半夏，燥能胜湿；干姜、吴萸，温能散寒；升麻、柴胡之轻，以升其阳；茯苓、泽泻之淡，以泄其阴；盖脾主中枢，使中枢运转，则清升浊降，上下宣通而阴阳得位；又恐其气药之过燥，故重用"当归"以濡其血，共成补脾去胀之功。

方 5，理中汤，参见转戾（方 3）。

方 6，夺命丹（《证治准绳·类方第二册·胀满》）：炮附子五钱，牡丹皮、干漆各一两，大黄一两；研末，酽醋一升，熬膏和丸。此化瘀消胀之方也。丹皮、干漆、大黄均所以逐瘀；血得寒则凝得热则化，附子正所以温化行瘀也；再伍以酽醋之酸泻通营，其化瘀消胀之功尤捷。

方 7，桃核承气汤（《伤寒论·辨太阳病脉证并治中》）：

桃仁五十个，大黄四两，甘草、桂枝、芒硝各二两。此调胃祛瘀之方也。大黄、芒硝，荡热祛实；甘草和胃缓中，此调胃承气之用也；桃仁苦甘，能润燥而缓肝；桂枝辛热，能壮气以调营，亦气行而血行之旨。

方 8，抵当汤（《伤寒论·辨太阳病脉证并治中》）：水蛭三十个，虻虫三十个，桃仁、大黄各四两。此为清涤瘀热之方。水蛭、虻虫善于吮血，凡瘀血之在上下者，用之最宜；桃仁、大黄，所以导瘀血之热邪而出于外也。

方 9，当归活血散（《证治准绳·类方第二册·胀满》）：当归须、赤芍药、生地黄各一钱五分，桃仁、红花、香附各一钱，川芎、牡丹皮、玄胡索、蓬莪茂、三棱、青皮各七分。本方即元戎四物汤之加味。而所加之品除牡丹皮外，香附、青皮、玄胡、三棱、莪茂，均为气分药，气行则瘀消而痛定，丹皮则所以佐桃仁、红花之驱瘀也。

方 10，舟车神佑丸，参见胕肿（方 8）。

方 11，已椒苈黄丸（《金匮要略·痰饮咳嗽病脉证并治第十二》）：防已、椒目、葶苈、大黄各一两；研细，炼蜜和丸。方以防已、椒目导水从小便而出，大黄、葶苈推饮自大便而利，前后分消则腹满减而水饮行矣。

方 12，中满分消汤（《兰室秘藏·卷上·中满腹胀门》）：

川乌、干姜、荜澄茄、益智仁、生姜、黄连、人参、当归、泽泻、青皮、麻黄、柴胡各二钱，吴茱萸、草蔻仁、厚朴、黄芪、黄柏各五分，木香、半夏、茯苓、升麻各三分。此为脾胃分消之方。川乌、干姜、吴萸、澄茄、益智、草蔻、木香，除湿开郁，暖胃温肾，以祛其寒；生姜、厚朴，以散其满；升麻、柴胡，以升其清；茯苓、泽泻，以泻其浊；人参、黄芪，以补其中。青皮以调其气，当归以和其血，麻黄以泄其汗，半夏以燥其痰；黄连、黄柏以祛湿中之热，又热因寒用也。要之，本方以补中益气汤、二陈汤、三泻心汤、左金丸、茯苓泽泻汤等加减而成；与丸方相较，此则温中散滞而偏于开鬼门，彼则清热利水而偏于洁净府，但两方均首以固脾胃为本，的是东垣家法。

方 13，大和中饮（《景岳全书 · 新方和阵》）：陈皮、山栀、麦芽各二钱，枳实一钱，砂仁五分，厚朴、泽泻各一钱五分。此为运中导滞之方。砂仁、陈皮以运中，麦芽以消积，厚朴、枳实以行气，山栀、泽泻以荡湿热，则中气自和矣。

方 14，排气饮（《景岳全书 · 新方和阵》）：陈皮、藿香、枳壳各一钱五分，厚朴一钱，泽泻、乌药、香附各二钱，木香七分。方中陈皮、藿香以宣上焦之气，厚朴、枳壳以宣中焦之气，泽泻、乌药以宣下焦之气，香附、木香以宣三焦之气，三焦通畅，气得排达而无碍矣。

方51，大异香散（《证治准绳·类方第二册·胀满》）：三棱、莪茂、青皮、陈皮、藿香、桔梗、半夏曲、枳壳、香附、益智、甘草、生姜、大枣。此为开发郁气之方。气之固结不行者，三棱、莪茂以攻之；气之不能轻扬者，藿香、桔梗以升之；气之浊滞不下者，枳壳、半夏曲、青皮、陈皮以降之；气之寒凝不散者，香附、益智、生姜以温之；一派芳香宣达之品，惟赖甘草、大枣和以济之，盖不欲有所偏激也。

方16，理中健脾丸（《沈氏尊生书·卷五·肿胀》）：人参、黄芪、苍术、茯苓、陈皮、半夏、五加皮、香附、山楂、苡仁、吴萸、白芍、黄连、莱菔子、草蔻仁、泽泻、苏子、沉香、瓜蒌、川椒、荷叶；研末，大腹绒煎汤打黄米粉和丸。此方人参、黄芪、苍术、茯苓、陈皮、半夏，寓有六君子汤之意，正所以理中健脾也；以下诸药，或为消积，或为行气，或为渗湿，或为降逆，或为化浊，或为通营，或为清热，曲尽其分消满胀之妙用。

【表解】（见表14～15）

表 14 胀满表解 1

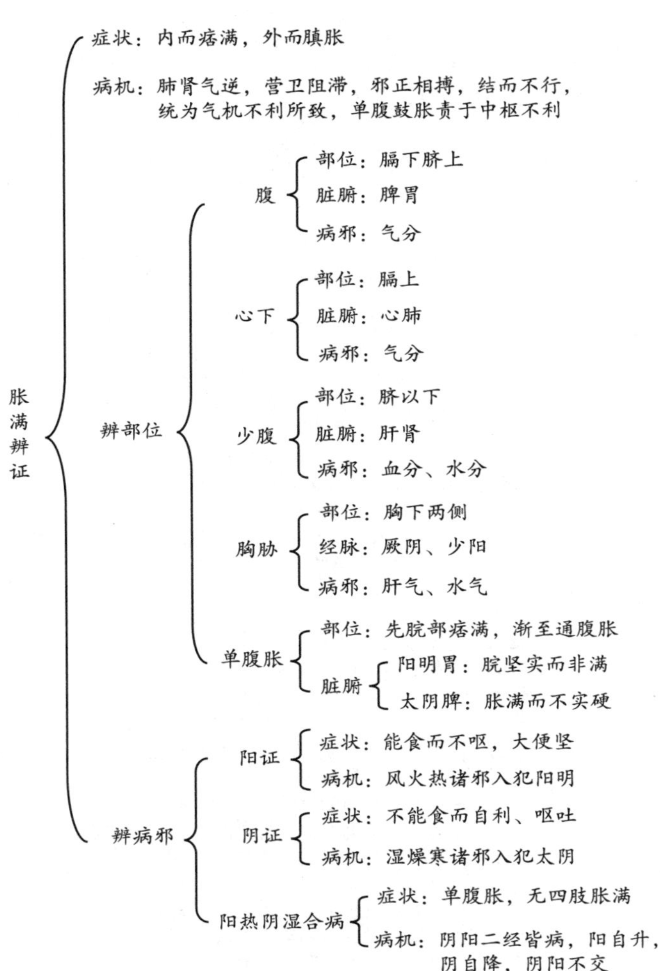
胀满辨证
症状：内而痞满，外而䐜胀
病机：肺肾气逆，营卫阻滞，邪正相搏，结而不行，统为气机不利所致，单腹鼓胀责于中枢不利
辨部位
腹
部位：膈下脐上
脏腑：脾胃
病邪：气分
心下
部位：膈上
脏腑：心肺
病邪：气分
少腹
部位：脐以下
脏腑：肝肾
病邪：血分、水分
胸胁
部位：胸下两侧
经脉：厥阴、少阳
病邪：肝气、水气
单腹胀
部位：先脘部痞满，渐至通腹胀
脏腑
阳明胃：脘坚实而非满
太阴脾：胀满而不实硬
辨病邪
阳证
症状：能食而不呕，大便坚
病机：风火热诸邪入犯阳明
阴证
症状：不能食而自利、呕吐
病机：湿燥寒诸邪入犯太阴
阳热阴湿合病
症状：单腹胀，无四肢胀满
病机：阴阳二经皆病，阳自升，阴自降，阴阳不交

表 15　胀满表解 2

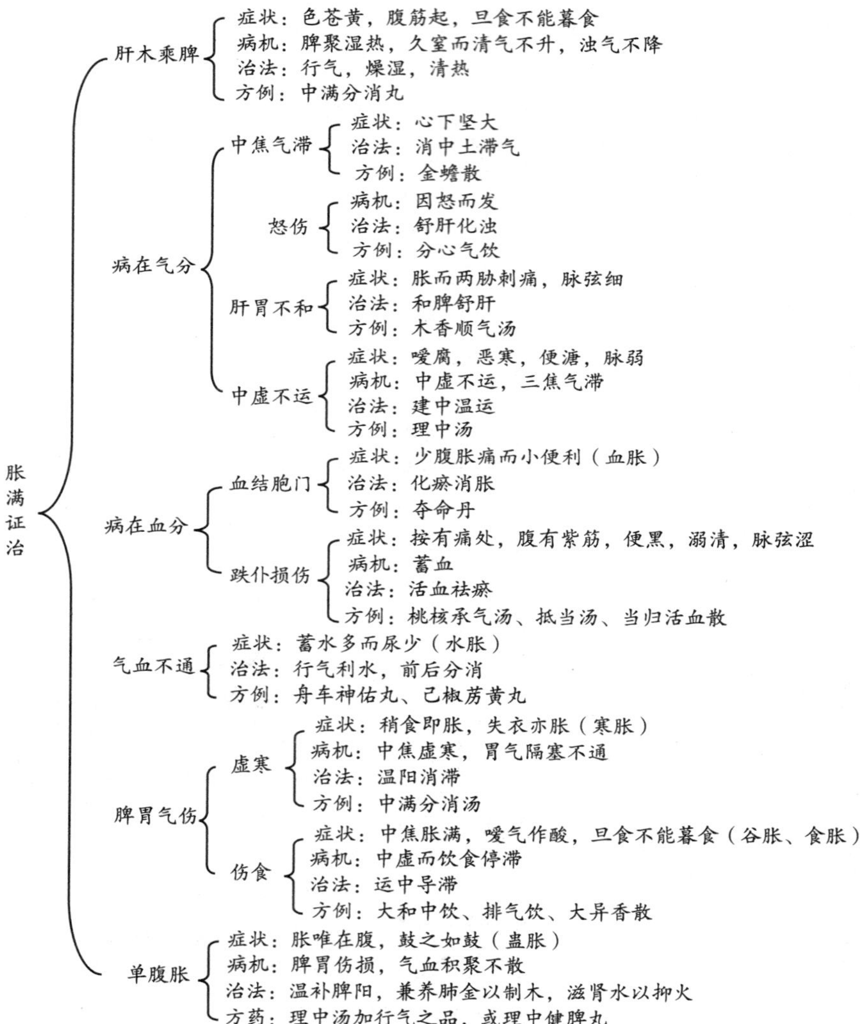
胀满证治
肝木乘脾
症状：色苍黄，腹筋起，旦食不能暮食
病机：脾聚湿热，久窒而清气不升，浊气不降
治法：行气，燥湿，清热
方例：中满分消丸
病在气分
中焦气滞
症状：心下坚大
治法：消中土滞气
方例：金蟾散
怒伤
病机：因怒而发
治法：舒肝化浊
方例：分心气饮
肝胃不和
症状：胀而两胁刺痛，脉弦细
治法：和脾舒肝
方例：木香顺气汤
中虚不运
症状：嗳腐，恶寒，便溏，脉弱
病机：中虚不运，三焦气滞
治法：建中温运
方例：理中汤
病在血分
血结胞门
症状：少腹胀痛而小便利（血胀）
治法：化瘀消胀
方例：夺命丹
跌仆损伤
症状：按有痛处，腹有紫筋，便黑，溺清，脉弦涩
病机：蓄血
治法：活血祛瘀
方例：桃核承气汤、抵当汤、当归活血散
气血不通
症状：蓄水多而尿少（水胀）
治法：行气利水，前后分消
方例：舟车神佑丸、己椒苈黄丸
脾胃气伤
虚寒
症状：稍食即胀，失衣亦胀（寒胀）
病机：中焦虚寒，胃气隔塞不通
治法：温阳消滞
方例：中满分消汤
伤食
症状：中焦胀满，嗳气作酸，旦食不能暮食（谷胀、食胀）
病机：中虚而饮食停滞
治法：运中导滞
方例：大和中饮、排气饮、大异香散
单腹胀
症状：胀唯在腹，鼓之如鼓（蛊胀）
病机：脾胃伤损，气血积聚不散
治法：温补脾阳，兼养肺金以制木，滋肾水以抑火
方药：理中汤加行气之品，或理中健脾丸

15. 疮疡

【分析】

《经》云：诸痛痒疮，皆属于心。

“疮”即指疮疡，为痈、疽、疖的通称。心主脉而为营血之本，营不通，斯为疮痈之由，是以火热郁于营血，疮疡由之而生。凡热发于皮肤之间，浮肿根小，大不过二三分者为“疖”；六腑积热，腾出于肌肉之间，暴发肿甚，皮肤光软，侵展广大者为“痈”；五脏风热，攻于肌骨，风毒猛暴，初生一头如痦瘟，色白焦枯，触之痛应心者为“疽”。无论痈、疽、疖诸疮，总是有痛、痒症状的表现；风多则痒，热多则痛，诸痛多实，诸痒多虚；先痒后痛者风渐化热也，先痛后痒者实渐转虚也。于痛、痒之间辨其风热多少，虚实所在，这是疮证的一大眼目。

诸凡疮疡，按之陷而不即高，顶虽温而不甚热，为脓尚未成；按之随指而起，顶已软而热甚者，为脓渐满足。无脓者宜消散，有脓者当攻托。疮疡虽是外证，犹宜分辨内、外以治其本。脉沉实者毒在内也，当先疏内以绝其源；脉浮大者毒在外也，当先托里，以免邪气内入。有内、外之间者，乃邪气至盛遏绝经络，由于既失托里，又失疏通，与夫失和营卫也。所以凡治疮疡，须明辨托里、疏通、和营卫三法。

由内之外者，其脉沉实，发热烦躁，外无赤，痛深于内，其邪既深，便宜疏通脏腑以绝其源，如犀黄丸（方 1）之类是也；由外之内者，其脉浮数，肿在外，形症外显，恐邪气极而内行，故宜尽先托里，如败毒汤（方 2）之类；介于内外之间者，外无恶之气，内亦脏腑宣通，知其在经，便当和其营卫，如托里营卫汤（方 3）之类。这是治疗疮疡的三大法，明乎此更能结合具体的为痈、为疽、为疖，属虚、属实、属寒、属热等，虽未遽差，必无变证，亦可使疮毒迅减而易愈。

【附方】

方 1，犀黄丸（《外科证治全生集·卷四·丸散类》)：犀黄三分，麝香一钱五分，乳香、没药各一两；研末，煮烂黄米饭一两，捣和为丸。乃从内达外消散疮毒之良方也。方以犀黄入心、肝两经，大清营分热毒为君；麝香入脾，走窜十二经，尽搜诸毒而去之为臣；乳香、没药，活血定痛为佐使。

方 2，败毒汤（《外科证治全生集·卷四·丸散类》)：连翘、赤芍、银花、归尾、黄芩、花粉、甘草节；煎汤送醒消丸。方中连翘、银花，清热解毒以外散；归尾、赤芍，活血托毒以内消；黄芩、花粉，清气分之热以解结；甘草节以和中化毒；则气分、血分、在内、在外之疮毒均得之而消散也。附：

醒消丸(《外科证治全生集·卷四·丸散类》):乳香、没药各一两,麝香一钱五分,雄精五钱;研细,煮烂黄米饭一两,捣和为丸。方中乳香、没药、麝香,所以通经活血、解毒定痛,固无论也;惟雄精一品,化毒尤剧,营分腐毒甚者,非此不除。故此丸不能多服,过则反伤新血也。

方3,托里营卫汤(《证治准绳·疡医第一册·肿疡》):黄芪、红花、苍术、柴胡、连翘、羌活、防风、当归身、甘草、黄芩、人参各一钱,桂枝七分;水一盅,黄酒半盅煎服。方中人参、黄芪、归身、红花,壮气活血;连翘、黄芩、甘草,清里热以托毒;羌活、桂枝、柴胡、苍术、防风,散表邪以和营卫;共成助阳内托之功。

【表解】(见表16)

表 16　疮疡表解

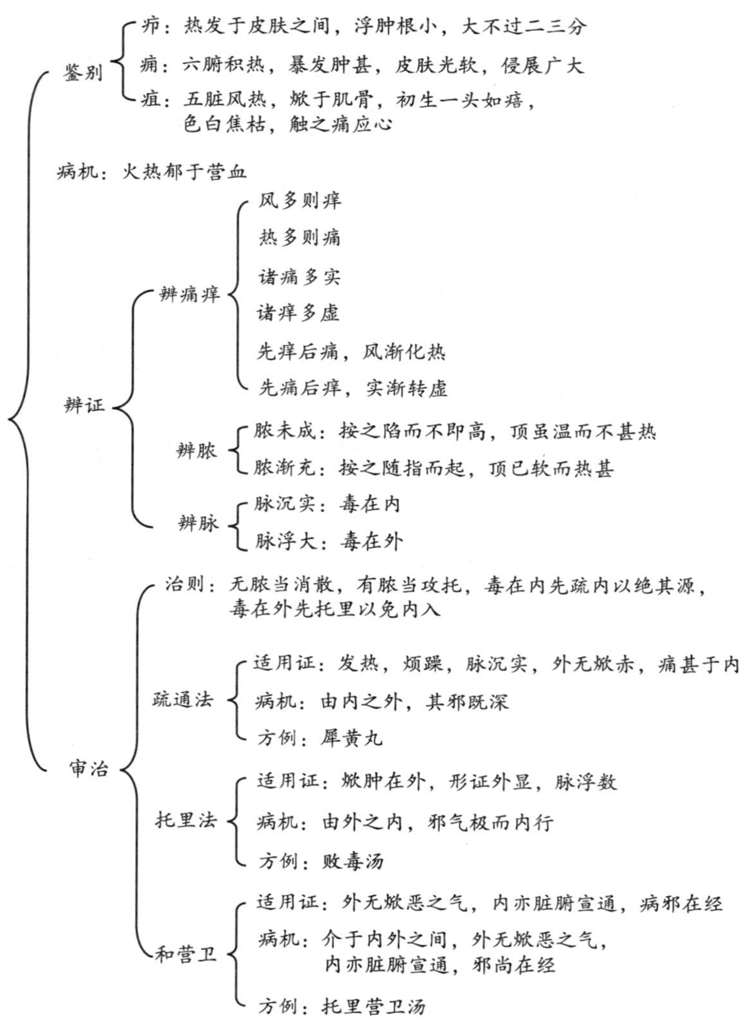
疮疡辨治
鉴别
疖：热发于皮肤之间，浮肿根小，大不过二三分
痈：六腑积热，暴发肿甚，皮肤光软，侵展广大
疽：五脏风热，焮于肌骨，初生一头如瘖，
色白焦枯，触之痛应心
病机：火热郁于营血
辨证
辨痛痒
风多则痒
热多则痛
诸痛多实
诸痒多虚
先痒后痛，风渐化热
先痛后痒，实渐转虚
辨脓
脓未成：按之陷而不即高，顶虽温而不甚热
脓渐充：按之随指而起，顶已软而热甚
辨脉
脉沉实：毒在内
脉浮大：毒在外
审治
治则：无脓当消散，有脓当攻托，毒在内先疏内以绝其源，
毒在外先托里以免内入
疏通法
适用证：发热，烦躁，脉沉实，外无焮赤，痛甚于内
病机：由内之外，其邪既深
方例：犀黄丸
托里法
适用证：焮肿在外，形证外显，脉浮数
病机：由外之内，邪气极而内行
方例：败毒汤
和营卫
适用证：外无焮恶之气，内亦脏腑宣通，病邪在经
病机：介于内外之间，外无焮恶之气，
内亦脏腑宣通，邪尚在经
方例：托里营卫汤

16. 酸疼

【分析】

《经》云：诸病胕肿，疼酸惊骇，皆属于火。

“痛”不甚而酸楚难名者，是为“酸疼”。“酸疼”又称“痠疼”，多为四肢百骸、肌肉皮肤之病，腑脏绝少有如此疼痛的感觉。酸疼之极，甚则经络为之抽掣，总原于湿气溢注，筋膜之气有所不快使然；亦有湿积化热，伤害筋膜而致者，即此之所谓“属于火”也。临床所见，可分四部位而分治之。

第一，肩背酸疼。肩背为肺和大小肠的相应属部位，肩前属大肠，肩后属小肠。酸疼而不能回顾，外感风寒，手太阴气郁不行之征，宜通气防风汤（方 1），以辛散之；有因风热者，则宜辛凉，如羌活、防风、山栀、木通之类；湿热相搏，则酸疼而沉重，宜当归拈痛汤（方 2），以宣湿化热；酸疼而冷者，多为寒饮伏结，宜白术附子汤（方 3）或导痰汤（方 4），以温渗之。

第二，手臂酸疼。多因寒湿所搏，或痰饮流入，以致气血凝滞而成。风寒湿盛者，宜五积散（方 5），以辛温通散；因痰饮流入，酸疼而两手软麻者，宜导痰汤加木香、姜黄以行气消饮；酸疼而不能举动者，湿滞于经络而气血凝滞也，宜舒筋汤（方 6），以通经化滞；脾虚脉细，酸疼无定处者，宜补中益气汤（方 7）加桂枝，以升举之。

第三，脊尻酸疼。督脉与膀胱经均通于脊，凡太阳寒湿胜而脊酸疼者，宜羌活胜湿汤（方 8），辛以散之，寒甚者可加麻黄；若无外邪，平居项脊常热而酸疼为阴虚，常寒而酸疼为阳虚，阴虚者可用地黄丸（方 9）加麋角以益其精，阳虚者可用崔氏八味丸（方 10）加鹿角以壮其阳；阳虚而湿水上攻，项筋酸疼，连及脊髀，不可转移者，宜椒附散（方 11），以温摄之；尻（脊骨尽处）为肾与督脉所过之处，兼属厥阴，肾虚者宜地黄丸加肉桂，不愈加鹿茸；若属于肥人湿痰下注者，宜二陈汤（方 12）合二妙丸（方 13）。

第四，腿膝足酸疼。酸疼喜按，脉细而弱者，精血内伤也，宜地黄丸加川断、杜仲、巴戟天之类；若筋急脉沉，酸疼而冷者，寒也，宜舒筋三圣散（方 14），以通畅血脉；两腿隐隐酸疼，麻木而沉重者，湿盛也，脉浮细，宜羌活胜湿汤，辛以散之；脉沉细，宜白术附子汤，温以胜之；酸疼从腰胯至足胫，或上或下，小便赤而脉濡数者，湿热也，宜当归拈痛汤及三妙丸（方 15）加减，以疏泄其湿热；膝之所属为肝、脾、肾三经，逸则酸软乏力，劳则痛如针刺，皆属阴虚火盛，宜用虎潜丸（方 16），以滋阴泻火；足跟属肾与膀胱，足心酸疼或热或痒者，多为肾虚，宜分别阴阳，用地黄丸或崔氏八味丸；肥人足心酸疼，多属湿痰流注，必久坐久卧而起则痛甚，行动则酸疼渐缓，宜甘草干姜茯苓白术汤（方 17）合二陈汤，以燥湿祛痰。

总之，手足均布六经，除察其寒热虚实外，尤宜分别部位而加引经之药焉。

【附方】

方 1，通气防风汤（《内外伤辨惑论·卷中·四时用药加减法》：柴胡、升麻、黄芪各一钱，防风、羌活、陈皮、人参、甘草各五分，藁本、青皮各三分，黄柏一分，白豆蔻仁二分。此散太阳气郁之方。柴胡、升麻、防风、羌活、藁本，所以散三阳之邪也；人参、黄芪以补中气；青皮、陈皮、甘草、豆蔻以和中气；略加黄柏以清标热，即所以立元气也。

方 2，当归拈痛汤（《医学启源·卷下》）：当归身二钱，羌活、甘草、黄芩、茵陈蒿各五钱，人参、苦参、升麻、葛根、苍术各二钱，白术、泽泻、猪苓、防风、知母各三钱。清水煮。此清解诸经湿热之方。羌活透关节，防风散风湿为君。升、葛味薄，引而上行，苦以发之；苍、白二术，健脾燥湿为臣。湿热和合，肢节烦痛，以苦参、黄芩、知母、茵陈苦寒以泄之；血壅不流则为痛，当归辛温以散之；人参、甘草补养正气，使苦寒不伤脾胃；猪苓、泽泻导其留饮为佐使，则上下分消其湿，使壅滞得宣通也。

方 3，白术附子汤（《金匮要略·痉湿暍病脉证第二》）：

白术二两，附子一枚半，甘草一两，生姜一两半，大枣六枚。此暖土制湿浊之方。附子暖其水脏，白术、甘草暖其土脏，水土一暖，则阴浊之气尽趋于下矣。

方 4，导痰汤，参见振掉（方 4）。

方 5，五积散，参见收引（方 1）。

方 6，舒筋汤（《证治心得·卷十·手臂痛》）：片子姜黄四两，甘草、羌活各一两，白术、海桐皮、当归、赤芍药各二两。研粗末，每服三钱或一两，加生姜三片，清水煎，磨沉香汁少许冲温服。此通筋脉凝滞之方。姜黄以行气，当归、芍药以行血，羌活以胜风，白术以渗湿，甘草以缓急。独海桐皮一味直入经络，导气血风湿诸药以行，则筋脉自通畅矣。

方 7，补中益气汤，参见眩晕（方 2）。

方 8，羌活胜湿汤，参见收引（方 2）。

方 9，地黄丸，参见眩晕（方 5）。

方 10，崔氏八味丸，参见眩晕（方 3）。

方 11，椒附散，参见项强（方 7）。

方 12，二陈汤，参见眩晕（方 13）。

方 13，二妙丸，参见痿躄（方 4）。

方 14，舒筋三圣散（《证治心得·卷一·中风》）：当归、肉桂、延胡索各等分，为散，每服五钱，清水煎。此为通血脉之方。当归行血，肉桂壮脉，胡索利气，则血脉气均无所滞也。

方 15，三妙丸：即二妙丸加牛膝。

方 16，虎潜丸，参见痿躄（方 6）。

方 17，甘草干姜茯苓白术汤，参见眩晕（方 15）。

【表解】（见表 17 ～ 21）

表 17　酸疼表解 1

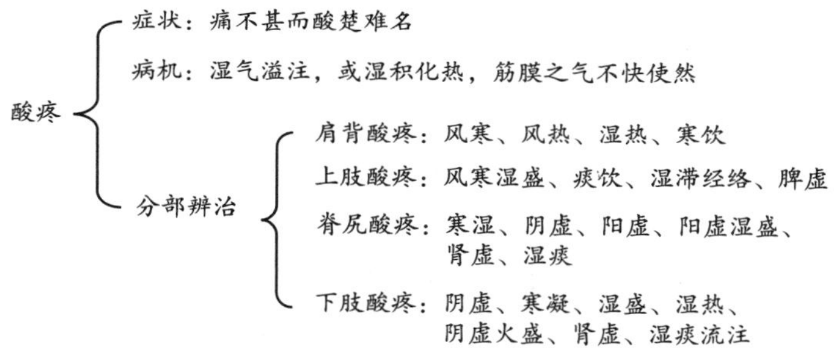

表 18　酸疼表解 2

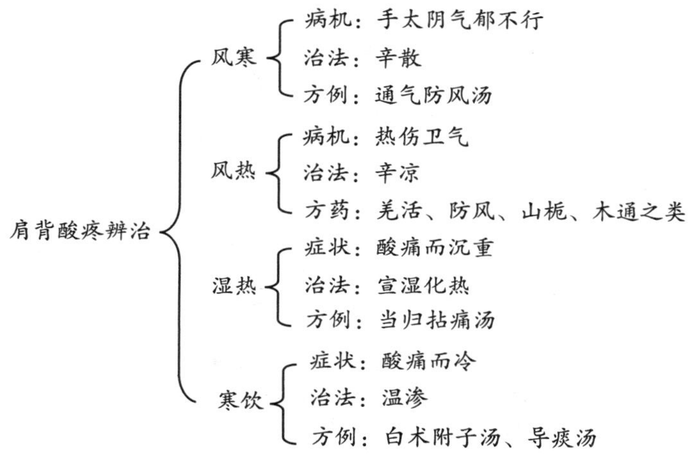

表 19　酸疼表解 3

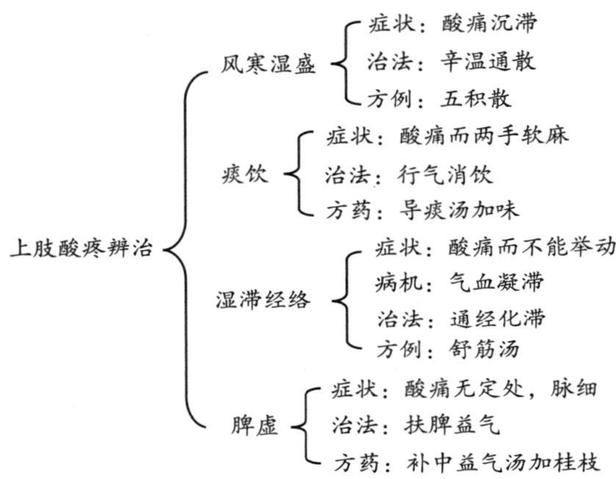

表 20　酸疼表解 4

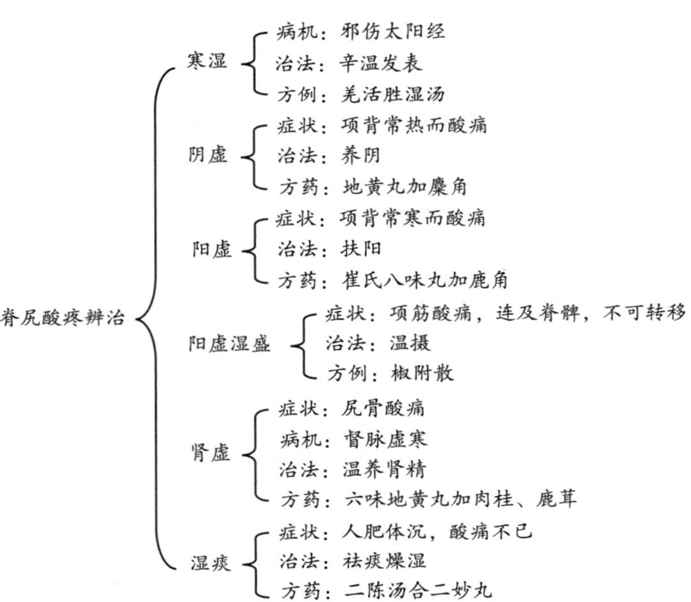

表 21　酸疼表解 5

下肢酸疼辨治

- 阴虚
  - 症状：酸痛喜按，脉细而弱
  - 病机：精血内伤
  - 治法：温养肾精
  - 方药：六味地黄丸加川断、杜仲、巴戟天
- 寒凝
  - 症状：筋急脉沉，酸痛而冷
  - 治法：温通血脉
  - 方例：舒筋三圣散
- 湿盛
  - 症状：两腿隐隐酸痛，麻木而沉重
  - 治法：扶阳散湿
  - 方例：羌活胜湿汤、白术附子汤
- 湿热
  - 症状：腰胯至足胫酸疼，小便赤，脉滑数
  - 治法：燥湿清热
  - 方例：当归拈痛汤、三妙丸
- 阴虚火盛
  - 症状：两膝酸软，痛如针刺
  - 病机：火热伤阴
  - 治法：滋阴泻火
  - 方例：虎潜丸
- 肾虚
  - 症状：足跟、足心酸痛，或热、或疼
  - 治法：滋补肾精
  - 方例：六味地黄丸或崔氏八味丸
- 湿痰流注
  - 症状：人肥，足心酸痛，久坐久卧而起则痛甚，行动则渐缓
  - 治法：燥湿涤痰
  - 方药：甘草干姜茯苓白术汤合二陈汤

二、藏气诸病

17. 喘膹

【分析】

《经》云：诸痿喘呕，皆属于上；诸气膹郁，皆属于肺。

“膹”即“喘”，“喘膹”即呼吸急促之喘息症，主要为肺气的病变。“肺”位于诸脏之上，又必因肺气之上逆而后作，故曰“皆属于上”。而辨证则有虚实之分。

实喘者，邪之实也，多起于暴。其症气长而有余，呼出为快，其脉则滑数而有力。致实之由不外四端。一曰风寒，其症见发热、恶寒，气壅而甚，喘常汗出；肺合皮毛，风寒邪气，往往自皮毛而入，渐及于肺；其治宜辛散，如定喘汤（方1）、参苏饮（方2）之类。二曰火热，其症见病情乍进乍退，得食则减，食已大发；以肺属金，最畏火，火热炽盛，金气必伤，故病而喘鸣；其治宜用寒凉，如泻白散（方3）、桑白皮汤（方4）、麻杏甘石汤（方5）之类。三曰气逆，其症见多呼吸迫促，无痰有声；常由肝气上逆，上焦闭郁，气失清降而然；其治则宜开散或润降，如四磨汤（方6）、七气汤（方7）、苏子降气汤（方8）之类。四曰水饮，其症见喘而辘辘有声，伴有怔忡、浮肿，脉一手偏弦；肺本清虚不容一物，水饮上乘，势必壅塞而为喘；其治则宜涤饮，如导痰汤（方9）、二陈汤（方10）、小青龙汤（方11）之类是也。

虚喘者，气之虚也，由积渐所成。其症气短而息微，劳动则甚，脉微弱而无神。其辨证有二：一者出乎脾肺，一者由乎肝肾。出乎脾肺者，肺为气之主，脾为肺之母，脾肺有亏，则气化不足，不足则短促而喘；病在中上二焦，犹未及于根蒂，病根尚浅，只须益其气，则喘自止；夹热的可酌用生脉散（方12），以滋津保肺；无热的可考虑用独参汤（方13），以峻补其气。由乎肝肾者，肾为气之根，肝为肾之子，肝肾有亏，气不摄纳，不纳则浮散而喘；这是病在下焦，而为本末两伤，病根较深，不速救其根，则气难复；治宜纳气归原，如崔氏八味丸（方14）、真武汤（方15）之类，皆足以摄元阳之气也。

总之，喘症之辨，在肺多实，在肾多虚。肾虚有精伤、气脱之分：填精须用厚味而兼镇摄，地黄丸（方16）加沉香以从阴，都气丸（方17）加青铅以从阳；气脱则根浮，吸伤元海，危亡可立而待，则宜以人参、五味、河车、紫石英之类，急续元真，庶挽回于俄顷。

现代临床，支气管哮喘、哮喘性支气管炎、肺气肿、心脏性哮喘、肺炎、肺脓疡、肺结核、矽肺等，均可见到呼吸急促。

【附方】

方1，定喘汤（《证治准绳·类方第二册·喘》）：白果二十一枚，麻黄、款冬花、桑白皮、法制半夏各三钱，苏子二钱，杏仁、黄芩各一钱五分，甘草一钱。方中麻黄、杏仁、甘草，三拗汤也，能开肺气以祛风寒；白果、苏子、半夏降肺气之逆；黄芩、桑皮、款冬泻肺气之浊；一开一降一泻，则肺气宁而喘定。

方2，参苏饮（《证治准绳·类方第一册·发热》引《易简方》）：人参、紫苏梗叶、干葛、前胡、半夏、赤茯苓各七钱五分，枳壳、陈皮、苦桔梗、甘草各五钱；锉散，每服二钱，加生姜二片，大枣一枚，清水煎服。此即芎苏散去川芎、柴胡，而易以人参、前胡也，风寒感冒在肺经者，此足以外散皮毛，内宣肺气。邪之所凑，其气必虚，故君人参，以补之；苏叶、葛根、前胡为臣，以散之；枳壳、桔梗、二陈，以涤饮宁肺，则表里俱和矣。

方3，泻白散（《小儿药证直诀·卷下·诸方》）：桑白皮、地骨皮各一两，生甘草五钱；锉散，每服一二钱至四五钱，加粳米一百粒，竹叶一把，清水煎服。此泻肺经郁热之方也。桑白皮味辛而质液，足以散气润燥，故为之君；地骨皮性寒体轻，足以胜热祛实，故为之臣；生甘草力能泻火，借土之力以清肃肺金，故为之佐；粳米养胃以滋肺，竹叶散热以宁金，故为之使。凡正气不伤，郁火又甚者，以此泻之最宜。

方4，桑白皮汤（《证治心得·卷六·喘》引《医林》方）：桑白皮、黄芩、黄连、杏仁、贝母、山栀、半夏、苏子、生姜。方中半夏、黄芩、黄连、生姜合用，泻心汤法也；佐以山栀，足以泻上焦之热痞；杏仁、贝母、苏子以降气涤痰，泻肺之实；均赖桑白皮一味主持，泻热药得之而不惧其化燥，降气药得之而不防其太过，以其辛润故也。

方5，麻杏甘石汤（《伤寒论·辨太阳病脉证并治下》）：麻黄四两，杏仁五十枚，甘草二两，石膏八两。此治肺家热证之方。麻黄解肌表以散热，杏仁利肺气以定喘，兼以石膏清之，甘草和之，则表热可散，内热可泄，故本方为治上焦热病之良剂。

方6，四磨汤，参见厥逆（方9）。

方7，七气汤（《太平惠民和剂局方·卷三·治一切气》）：人参、官桂、半夏各一钱，甘草五分；加姜煎。此温中解郁之方也。方中人参以壮肺气；官桂以舒肝郁；郁久生痰，半夏足以驱之；郁则不和，甘草足以和之；以其能治七情之气，是以命名七气，与越鞠丸之法大异。

方8，苏子降气汤（《太平惠民和剂局方·卷三·治一切气》）：苏子、半夏、前胡、厚朴、橘红、当归各一钱，甘草、肉桂各五分；加姜煎。此散郁和中之剂。苏子、前胡、厚朴、橘红、半夏，皆能降逆上之气，兼能除痰，气行则痰行也；当归润以和血，甘草甘以缓中，肉桂能引火归原，尤宜于下虚上盛者。

方9，导痰汤，参见振掉（方4）。

方10，二陈汤，参见眩晕（方13）。

方11，小青龙汤，参见胕肿（方11）。

方12，生脉散（《证治准绳·类方第一册·中暑》引《医录》方）：人参、麦冬各五分，五味子七粒。此乃保肺生脉之方，肺主气，肺气旺则四脏之气皆旺，虚则脉绝气短。方中人参甘温，大补肺气为君；麦冬润肺滋水，清心泻热为臣；五味子酸温，敛肺生津，收耗散之气为佐；盖心主脉，肺朝百脉，补肺清心则气充而脉复，故曰“生脉”。

方13，独参汤，参见厥逆（方11）。

方14，崔氏八味丸，参见眩晕（方3）。

方15，真武汤，参见振掉（方7）。

方16，地黄丸，参见眩晕（方5）。

方17，都气丸（《张氏医通·卷十六·崔氏八味丸方祖》）：即“地黄丸”加“五味子”，此养阴润肺之方。以“五味子”为滋水益金之专药，增之正所以益肺之源也。

【表解】（见表22）

表22 喘膹表解

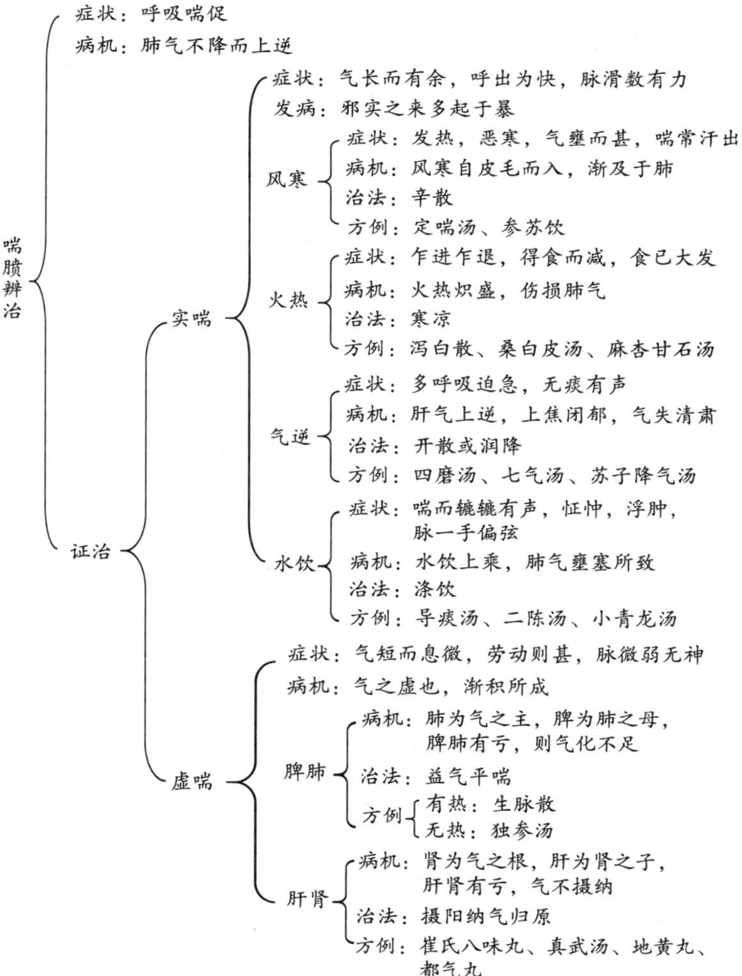
喘膹辨治
症状：呼吸喘促
病机：肺气不降而上逆
证治
实喘
症状：气长而有余，呼出为快，脉滑数有力
发病：邪实之来多起于暴
风寒
症状：发热，恶寒，气壅而甚，喘常汗出
病机：风寒自皮毛而入，渐及于肺
治法：辛散
方例：定喘汤、参苏饮
火热
症状：乍进乍退，得食而减，食已大发
病机：火热炽盛，伤损肺气
治法：寒凉
方例：泻白散、桑白皮汤、麻杏甘石汤
气逆
症状：多呼吸迫急，无痰有声
病机：肝气上逆，上焦闭郁，气失清肃
治法：开散或润降
方例：四磨汤、七气汤、苏子降气汤
水饮
症状：喘而辘辘有声，怔忡，浮肿，
脉一手偏弦
病机：水饮上乘，肺气壅塞所致
治法：涤饮
方例：导痰汤、二陈汤、小青龙汤
虚喘
症状：气短而息微，劳动则甚，脉微弱无神
病机：气之虚也，渐积所成
脾肺
病机：肺为气之主，脾为肺之母，
脾肺有亏，则气化不足
治法：益气平喘
方例
有热：生脉散
无热：独参汤
肝肾
病机：肾为气之根，肝为肾之子，
肝肾有亏，气不摄纳
治法：摄阳纳气归原
方例：崔氏八味丸、真武汤、地黄丸、
都气丸

18. 膹郁

【分析】

《经》云：诸气膹郁，皆属于肺。

滞而不通，便叫作郁。人体气血通畅，则百病不生，一有怫郁，则当升不升，当降不降，或郁于气，或郁于血，病遂从此而发生了。这里说气郁属肺，只是郁证之一种，未可以概其全。无论内伤外感，均可致郁，如寒邪之郁于营卫，疫邪之客于募原，外感之郁也。思伤脾，怒伤肝之类，内伤之郁也。临证时辨郁证最切合实用的，莫过于朱丹溪、张景岳两家。丹溪分气、血、湿、火、食、痰为六郁，而六者之间，又常有相因之势，如气郁则湿留，湿滞则火生，火郁则痰壅，痰多则血凝，血痞则食结，便成痞、满、胀、痛、秘、结诸证，而拟越鞠丸（方 1），这是偏于实证一类的郁。凡气郁证多由于暴忧暴怒，悲哀思虑，以致胸满胁痛，脉来沉涩者，香附、川芎、木香之行气开结，最是要药。血郁证多由盛怒叫呼，挫闪劳役；胸胁刺痛，脉沉芤而涩者，桃仁、红花、川芎之活血通经，最是要药。湿郁证多由雾露雨湿，坐卧湿地，以致身重疼痛，倦怠脉缓，苍术、白芷、赤苓之燥湿利水，最为要药。食郁证多见腹满不饥，嗳酸痞块，右关脉实，香附、神曲、山楂之导滞消积，最为要药。热郁证多见目昏口渴，舌燥便赤，脉来沉数，香附、青黛、山栀之理气泻热，最为要药。痰郁证多见咳痰黏滞，动则喘满，脉来沉滑，香附、南星、海浮石、二陈汤（方 2）之利气除痰，最为要药。凡此皆属于实证一类的郁病。

若情志之郁，则有虚有实，张景岳分为怒、思、忧三种。怒郁：大怒而肝气逆者，多见气满胀闷，则当平之，宜逍遥散（方 3）；怒后木邪退而脾气损，若见倦怠少食，则当益之，宜六君子汤（方 4）。思郁：思则气结伤脾，初病中气未损，则宜顺宜开，如木香枳术丸（方 5）之类；久病中气已损，则宜修宜补，宜香砂六君子（方 6）之类。忧郁：则全属大虚，本无邪实，此多以衣食之累，利害之牵，戚戚悠悠，精神消索，神志不振，即所谓阳消证也，主要在能使病者移情易性，再辅以调气培元之法，如逍遥合四君子（方 7）、越鞠合小建中（方 8）、温胆（方 9）合黄芪汤（方 10）之类。

要之，治郁之法，不能偏重在攻补，而在乎用苦泄热而不损胃，用辛理气而不伤中，用滑润而不滋腻气机，用宣通而不揠苗助长，最是不二法门。

现代临床中，神经官能症中的神经衰弱、癔病，以及更年期综合征，均可出现“脏郁”的表现。

【附方】

方1，越鞠丸（《金匮钩玄·卷一·六郁》）：香附、苍术、川芎、神曲、栀子各等分；曲糊为丸。为解气、血、痰、火、湿、食郁之方。以香附行气，苍术燥湿，川芎调血，栀子清火，神曲消食，而总偏于理气，气畅则郁斯解。

方2，二陈汤，参见眩晕（方13）。

方3，逍遥散，参见眩晕（方8）。

方4，六君子汤，参见眩晕（方16）。

方5，木香枳术丸（《内外伤辨惑论·卷下·辨内伤饮食用药所宜所禁》）：木香、枳实各一两，白术三两；研末，荷叶包陈米煎汤泛丸。此方能破滞气，消饮食，健脾胃，为攻补兼施之良方。白术补中土元气，枳实泻胃中湿热，白术重于枳实二倍，是先补其虚而后化之也；佐木香以行三焦滞气，通中寓补，相得益彰。

方6，香砂六君子汤（《景岳全书·卷五十二·补阵》）：即六君子汤加木香七分、砂仁八分。此为通补兼施之方。六君子汤仅利于脾虚痰滞者，加木香、砂仁，则三焦之气可利，而脾肾之阳亦交泰矣。

方7，四君子汤，参见眩晕（方1）。

方8，小建中汤（《金匮要略·血痹虚劳病脉证并治第六》)：桂枝三钱，芍药六钱，甘草二钱，生姜三钱，大枣十二枚，胶饴一两。此为小小建立中气之方，故名小建中。方以芍药能于土中泻木者为君，胶饴之补脾养胃为臣，桂枝之扶脾阳以胜寒，生姜、大枣之宣发阳气等为使；此为中土阴阳两虚者而立之养正驱邪法也。

方 9，温胆汤 (《千金要方 · 卷十二 · 胆虚实第二》)：半夏、枳实、竹茹各一两，橘皮一两五钱，甘草四钱，白茯苓七钱，生姜七片，大枣一枚；煎服。方中二陈汤所以治痰饮，竹茹以清热，生姜以止呕，枳实以破逆，大枣以和中，相济相须，痰热既去，则可还其少阳温通之性，而胆气自和。

方 10，黄芪汤，参见痿躄（方 3）。

【表解】（见表 23）

表 23　膹郁表解

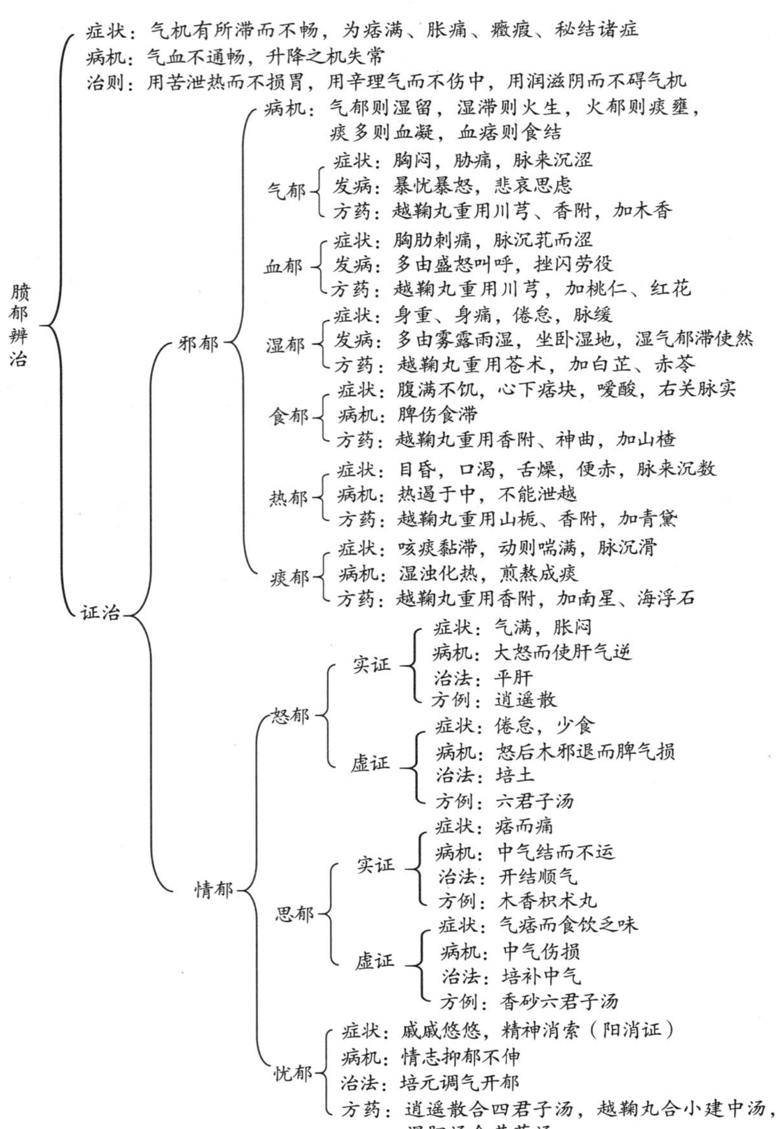
膹郁辨治
症状：气机有所滞而不畅，为痞满、胀痛、癥瘕、秘结诸症
病机：气血不通畅，升降之机失常
治则：用苦泄热而不损胃，用辛理气而不伤中，用润滋阴而不碍气机
证治
邪郁
病机：气郁则湿留，湿滞则火生，火郁则痰壅，痰多则血凝，血痞则食结
气郁
症状：胸闷，胁痛，脉来沉涩
发病：暴忧暴怒，悲哀思虑
方药：越鞠丸重用川芎、香附，加木香
血郁
症状：胸肋刺痛，脉沉芤而涩
发病：多由盛怒叫呼，挫闪劳役
方药：越鞠丸重用川芎，加桃仁、红花
湿郁
症状：身重、身痛，倦怠，脉缓
发病：多由雾露雨湿，坐卧湿地，湿气郁滞使然
方药：越鞠丸重用苍术，加白芷、赤苓
食郁
症状：腹满不饥，心下痞块，嗳酸，右关脉实
病机：脾伤食滞
方药：越鞠丸重用香附、神曲，加山楂
热郁
症状：目昏，口渴，舌燥，便赤，脉来沉数
病机：热遏于中，不能泄越
方药：越鞠丸重用山栀、香附，加青黛
痰郁
症状：咳痰黏滞，动则喘满，脉沉滑
病机：湿浊化热，煎熬成痰
方药：越鞠丸重用香附，加南星、海浮石
情郁
怒郁
实证
症状：气满，胀闷
病机：大怒而使肝气逆
治法：平肝
方例：逍遥散
虚证
症状：倦怠，少食
病机：怒后木邪退而脾气损
治法：培土
方例：六君子汤
思郁
实证
症状：痞而痛
病机：中气结而不运
治法：开结顺气
方例：木香枳术丸
虚证
症状：气痞而食饮乏味
病机：中气伤损
治法：培补中气
方例：香砂六君子汤
忧郁
症状：戚戚悠悠，精神消索（阳消证）
病机：情志抑郁不伸
治法：培元调气开郁
方药：逍遥散合四君子汤，越鞠丸合小建中汤，温胆汤合黄芪汤

19. 冲逆

【分析】

《经》云：诸逆冲上，皆属于火。

气逆而上冲，是名“冲逆”，凡呕、吐、噫、哕、呃等皆属之。除“呕吐”在十九条中另有专条外，兹就“噫、哕、呃”三者分述之如下。

“噫”即“嗳气”，多为火土之气郁而不发，或为寒凝不行不能上升，积久随气逆而冲出，实为脾胃之气滞，起自中焦而出于上焦也。病噫亦有虚实之分。实证者：胃中痰火炽盛者，宜用二陈（方 1）加香附、川连之类，以祛痰泻火；或胃中虽空虚无物，而下焦火气上冲，致连绵而嗳者，惟宜降火，滋肾丸（方 2）主之；伤食不化或饮食过饱而噫者，宜行气消导，十味保和汤（方 3）主之。虚证者：若胃气虚寒，脾气失运，虚闷作噫者，宜温补中焦以疏运为治，如健脾丸（方 4）合理中汤（方 5）；或胃阳衰而挟痰，则宜温补化痰之法，如理中丸合二陈汤之类。可见噫气属于火者，实为火气炎上之义，不一定尽为实火也。

“哕”即“干呕”，也可以说是干呕之甚者，因干呕声作轻小而短，哕声则重大而长也，俗谓之“恶心”，但确不是呃逆。哕者，少阳之气不疏，频频冲逆而然。一般宜用橘红煎汤加姜汁，以利其少阳机枢之气，其效甚著，如胃虚者可加人参以养其虚，胃寒者宜加干姜以温其寒；胃虚而浊气上逆者，宜吴茱萸汤（方 6），以补虚降浊；发热者宜外台黄芩汤（方 7），以撤其热；自利者宜黄芩加半夏生姜汤（方 8），以清热燥湿，并和其胃；则哕之一症，亦有虚火、实火之分也。

“呃逆”，俗称“打呃”，总由气逆于下，直冲于上使然；凡胃气阻而不降者多见之，有兼寒兼热之不同。或食生冷，或服凉药，或脏气本寒而致者，多属寒呃，其证朝宽暮急，连续不已，舌苔白滑，脉象迟微，宜柿蒂汤（方 9），温以降之；若得于吐泻后者，须用附子理中汤（方 10），以温散其寒，其气自顺；如系火热上炎而呃，其呃声必大，乍发乍止，兼见燥渴、苔黄、脉数而实，是为胃中有热，但降其热而呃自止，安胃饮（方 11）最妙；若因食滞饱满而呃者，宜保和丸（方 12），以消导之；因怒气胀闷而呃者，宜四磨汤（方 13）或神香散（方 14），以顺其逆；呃有痰声，而脉滑者，为痰饮内留，宜苓桂术甘汤（方 15）或二陈汤，以涤饮降气；心胸刺痛而便黑者，为血瘀内蓄，宜桃核承气汤（方 16），以祛其瘀。凡此诸证，形气俱实，只须随其邪之所在，热之、寒之、降之、消之，察其因而治其气，自无不愈。但有种属于虚脱的呃逆，证极危殆，往往由于大病之下，虚羸至极，元阳无力，易为抑遏的原故；这时察其为中虚，须用大剂附子理中汤以温脾；察其为下虚，须用崔氏八味丸（方 17），以温肾，或可挽回一二；盖脾得温则中土的升降复常，肾得温则下元的启闭不忒故也。相反，也有阳明热盛，三焦格拒，阴道不行而冲逆作呃，甚至便秘胀满者，这是大实证，惟宜治以清降，选用三承气汤（方 18）下之可愈。是知呃逆之属于火，亦有阳衰、阳盛的两个方面。

【附方】

方 1，二陈汤，参见眩晕（方 13）。

方 2，滋肾丸（《兰室秘藏·卷下·小便淋闭论》）：黄柏、知母各二两，肉桂二钱；研细，炼蜜和丸。此治小便热闭之方。方中黄柏苦寒，善清肾中伏热，补水润燥，故以为君；知母苦寒，滋肺经之化源，泻肾火，故以为佐；并以肉桂之辛温引之，则膀胱之气自化矣。

方 3，十味保和汤（《景岳全书·卷五十四·和阵》）：人参、白术、茯苓、半夏、陈皮、砂仁、木香、香附、藿香、甘草。方即香砂六君加香附、藿香，二药皆足以行三焦之气滞，而有助于脾胃之健运与消化也。

方 4，健脾丸（《证治心得·卷九·嗳气》引《必用》方）：白术、茯苓、白芍、半夏、陈皮、神曲、山楂、当归、川芎；荷叶汤作米糊为丸。本方又名理气健脾丸，而方之主要作用亦在此。方中用四君而无人参、甘草，以其不重在养胃也，四物而无地黄，所以防其滋滞也，但合而用之，仍为双补脾之气血；至陈皮、半夏以理气，神曲、山楂以消积，又所以助脾气之不足也。

方 5，理中汤，参见转戾（方 3）。

方 6，吴茱萸汤（《伤寒论·辨阳明病脉证并治》）：吴茱萸一升，人参三两，生姜六两，大枣十二枚。此为护养生气之方。方中吴茱萸辛苦大热，善达木郁，直入厥阴，降其盛阴之浊气，使阴翳全消，用以为君；人参护养生气，用以为臣；佐生姜、大枣和胃，而行四末；斯则震坤合德，木土不害，而成其一阳之妙用。

方 7，外台黄芩汤（《外台秘要·卷六·杂疗呕吐哕门》）：黄芩、人参、干姜各三两，桂枝一两，大枣十二枚，半夏五合。此为小柴胡汤之变方，凡胃之寒热不和者宜用之。方中黄芩、干姜，寒温并用，使之入胃以分阴阳；又以半夏和胃，人参、大枣安胃，桂枝祛邪；使阴阳和则中枢转、上下交，而还复升降之用，则干呕下利可愈。

方 8，黄芩加半夏生姜汤（《伤寒论·辨太阳病脉证并治下》）：黄芩三两，甘草、芍药各二两，大枣十二枚，半夏五合，生姜三两。此为和脾胃、止呕利之方。方以半夏、生姜和胃而化痰浊，芍药泻肝胆之火以止干呕，黄芩清肺肠之火以止咳利，甘草、大枣以滋脾胃，故凡中焦不和诸症，皆可用之。

方 9，柿蒂汤（《济生方 · 卷二 · 哕》）：丁香、柿蒂各二钱，生姜五片。方中丁香泄肺温胃而暖肾，生姜祛痰开郁而散寒，柿蒂苦涩而降气，则胃肾暖而不逆，肺气肃而能降，痰豁气布，呃逆因之而止。

方 10，附子理中汤，参见厥逆（方 1）。

方 11，安胃饮（《景岳全书 · 卷五十一 · 寒阵》）：陈皮、山楂、麦芽、木通、泽泻、黄芩、石斛。此为清胃导滞之方。陈皮、山楂、麦芽，所以导滞和胃也；木通、泽泻、黄芩、石斛，所以泻胃热下行也；胃以消磨传导为安，今滞去热泻，则胃安也。

方 12，保和丸（《证治准绳 · 类方第一册 · 伤饮食》引丹溪方）：山楂三两，神曲、茯苓、半夏各一两，陈皮、莱菔子、黄连、连翘各五钱；曲糊丸，麦芽汤下。此治伤食伤饮之方。方中山楂酸温收缩而善消油腻腥膻之食，神曲蒸窨而温而能祛酒食陈腐之积，莱菔子制面积而下气，麦芽消谷而软坚，此为方中之四大主药；他如茯苓之渗湿，连翘、黄连之清热，皆为积久湿盛化热而设；半夏之和胃，陈皮之理气，乃因健脾调中之制也。

方 13，四磨汤，参见厥逆（方 9）。

方 14，神香散（《景岳全书 · 卷五十一 · 和阵》）：丁香、蔻仁各等分，研末。方中丁香驱寒湿，暖下元，为降气之妙品；

蔻仁亦以调中下气见著；合之，凡三焦之气逆者，皆可降也。

方 15，苓桂术甘汤，参见胕肿（方 1）。

方 16，桃核承气汤，参见胀满（方 7）。

方 17，崔氏八味丸，参见眩晕（方 3）。

方 18，承气汤，参见厥逆（方 5、方 6、方 7）。

【表解】（见表 24 ～ 26）

表 24　冲逆表解 1

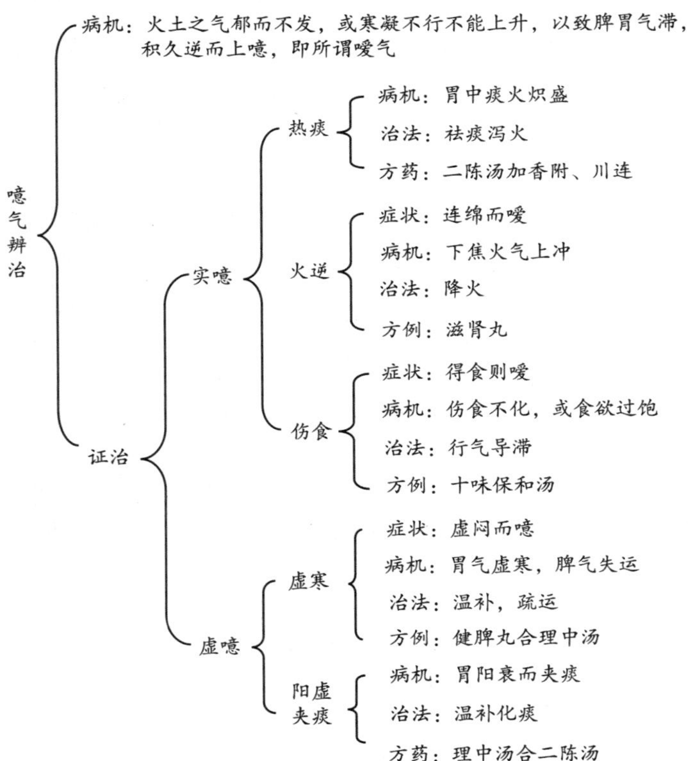

表25　冲逆表解2

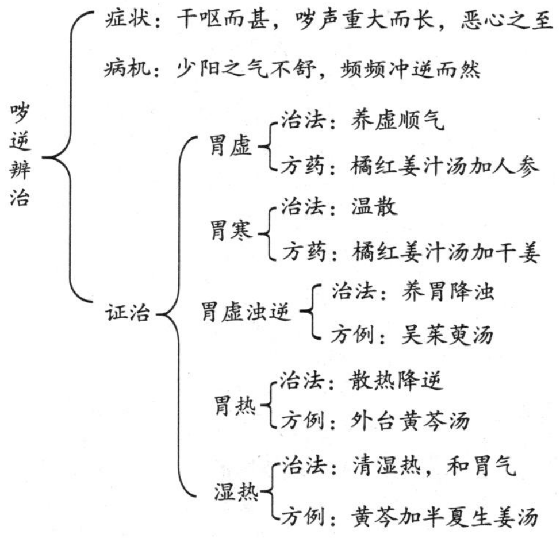
哕逆辨治
症状：干呕而甚，哕声重大而长，恶心之至
病机：少阳之气不舒，频频冲逆而然
证治
胃虚
治法：养虚顺气
方药：橘红姜汁汤加人参
胃寒
治法：温散
方药：橘红姜汁汤加干姜
胃虚浊逆
治法：养胃降浊
方例：吴茱萸汤
胃热
治法：散热降逆
方例：外台黄芩汤
湿热
治法：清湿热，和胃气
方例：黄芩加半夏生姜汤

表26　冲逆表解3

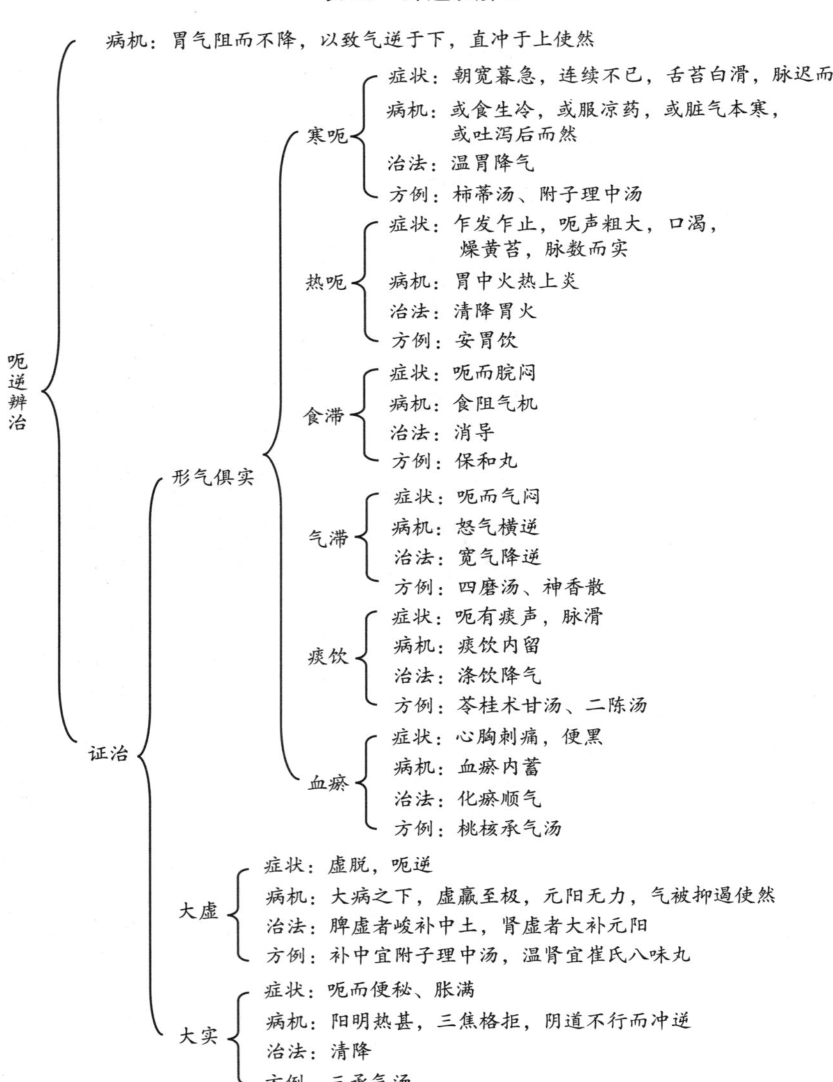
呃逆辨治
病机：胃气阻而不降，以致气逆于下，直冲于上使然
证治
形气俱实
寒呃
症状：朝宽暮急，连续不已，舌苔白滑，脉迟而微
病机：或食生冷，或服凉药，或脏气本寒，或吐泻后而然
治法：温胃降气
方例：柿蒂汤、附子理中汤
热呃
症状：乍发乍止，呃声粗大，口渴，燥黄苔，脉数而实
病机：胃中火热上炎
治法：清降胃火
方例：安胃饮
食滞
症状：呃而脘闷
病机：食阻气机
治法：消导
方例：保和丸
气滞
症状：呃而气闷
病机：怒气横逆
治法：宽气降逆
方例：四磨汤、神香散
痰饮
症状：呃有痰声，脉滑
病机：痰饮内留
治法：涤饮降气
方例：苓桂术甘汤、二陈汤
血瘀
症状：心胸刺痛，便黑
病机：血瘀内蓄
治法：化瘀顺气
方例：桃核承气汤
大虚
症状：虚脱，呃逆
病机：大病之下，虚羸至极，元阳无力，气被抑遏使然
治法：脾虚者峻补中土，肾虚者大补元阳
方例：补中宜附子理中汤，温肾宜崔氏八味丸
大实
症状：呃而便秘、胀满
病机：阳明热甚，三焦格拒，阴道不行而冲逆
治法：清降
方例：三承气汤

20. 呕吐

【分析】

《经》云：诸痿喘呕，皆属于上；诸呕吐酸，皆属于热；诸病水液，澄彻清冷皆属于寒。

“呕”属阳明，有声有物；“吐”属太阴，有物无声；细分之不过如此，而于临床所见，呕吐多不容分；辨证之法，亦惟有虚实两端。

伤于寒冷邪气者，必多疼痛，宜用神香散（方 1）加香附、生姜、桂枝之类，以温中散寒；由于饮食停滞者，必兼胀满，宜大和中饮（方 2）或保和丸（方 3），以消滞通积。因于胃火上冲者，必见烦渴，脉洪而数，其治法有五：察其为湿热兼虚，宜半夏泻心汤（方 4），以燥湿清热；火盛者，宜抽薪饮（方 5），以导火下泄；暑热犯胃者，可用竹叶石膏汤（方 6），以清暑养胃；肝火犯胃者，宜抑青丸（方 7），以泻火降逆；胃热挟痰者，宜黄芩二陈汤（方 8），以清热祛痰。因于肝气上逆者，必痛胀连于胃脘胸胁，治宜泻肝安胃，其法有三：如肝气犯胃，胃阳不衰而有火者，宜左金丸（方 9），以泻火平肝；如胃阳衰而无火者，当以苦辛酸热为主，如吴茱萸汤（方 10）之类；若肝阴胃汁皆虚，而肝阳扰胃者，则以柔剂滋液养胃治之，如“麦冬汤（方 11）之类；因于痰饮积聚胸中者，则症见胸满、脉滑，宜二陈汤（方 12）加厚朴、姜汁，以宽胸祛痰；因于邪传少阳阳明者，则往来寒热而脉弦，宜小柴胡汤（方 13），以疏散之。以上都属于呕吐的实证。

虚证的呕吐，有本无内伤，又无外感，而时时呕吐者；有食无所停而闻食即呕者；有气无所逆而闻气即呕者；有因病误治，妄用克伐寒凉而致者；总由于胃气之虚使然，宜独参汤（方 14）或六君子汤（方 15），以大补脾胃之虚。

以上是一般辨治呕吐的两大法。尚有呕苦、吐水、吐涎、吐蛔诸症，亦不可不辨。呕吐味苦者，为邪在胆经，木乘于胃而胆汁上溢使然，宜左金丸或小柴胡以疏利肝胆；若见绿水则从胃底翻出，臭水则自肠中逆来，皆宜降气泄浊为治。吐清水的病因有六：受寒与食冷而作者，为胃寒证，宜用姜附汤温之；食少脉弱者，为气虚证，宜六君子汤补之；食后而吐者，为宿食证，宜保和丸消之；胸膈间辘辘有声者，为痰饮证，宜五苓散（方 16）利之；心腹间时时作痛者，为虫证，宜化虫之剂杀之；若欲饮水，水入即吐者，为水逆证，宜神术丸（方 17）散之。吐涎沫者，多由脾虚不能约束津液，或系脾湿上泛所致，宜六君子汤加益智、生姜或理中汤（方 18）加益智仁，以收摄之。吐蛔者，如因病而吐蛔，非因蛔而吐者，不必治蛔，但治其所以致吐的病根，则蛔自伏；如因胃火，内热甚而蛔不容也，但清其火，火清而蛔自静，轻则抽薪饮，重则万应丸（方 19），以泻之；如因胃寒，内寒甚而蛔不存者，但温其胃，胃暖而蛔自安，乌梅丸（方 20）去黄柏，以温之；如胃气大虚者，宜温胃饮（方 21）、理中汤之类，以温补之。

呕吐的病变复杂如此，上中下三焦皆可为病，所谓“属于上”者只是上逆之义耳，至其属热、属寒、属虚、属实，变化之多端，已如上述，又不可执一矣。

现代临床，急性胃炎、贲门痉挛、幽门痉挛、梗阻、肝炎、胰腺炎、胆囊炎等，均可出现呕吐。

【附方】

方 1，神香散，参见冲逆（方 14）。

方 2，大和中饮，参见胀满（方 13）。

方 3，保和丸，参见冲逆（方 12）。

方 4，半夏泻心汤（《伤寒论·辨太阳病脉证并治下》）：半夏五合，黄芩、干姜、人参各三两，甘草二两，黄连一两，大枣十二枚。方君半夏和胃，而以干姜之辛温开之，芩、连之苦寒泄之，再以参、草、大枣之甘温补之，则湿滞消而胃气复也。

方 5，抽薪饮（《景岳全书·卷五十一·寒阵》）：黄芩、石斛、栀子、黄柏、木通、泽泻、甘草、枳壳。黄芩、栀子泻上焦之热，甘草、石斛、枳壳泻中焦之热，黄柏、木通、泽泻泻下焦之热，但均所以泻无形之热邪，泻热如抽薪，非所以去有形之热结也。

方6，竹叶石膏汤（《伤寒论·辨阴阳易差后劳复病脉证并治》）：石膏一斤，竹叶二把，甘草二两，粳米半升，人参三两，麦冬一升，半夏半升。此为清肺胃虚热之方。竹叶、石膏辛寒，足以散其热邪；人参、麦冬、粳米、甘草，能益肺安胃，补虚生津；半夏以豁痰止呕；故祛热而不损其真，导逆而能益其气也。

方7，抑青丸（《景岳全书·卷五十一·寒阵》）：黄连一味，以吴萸煎水浸一宿为丸。黄连以泻火，吴萸泻肝逆而下之。但吴萸气本温，不利于泻热，故仅以之煎水浸黄连，取其抑肝之性而用之，比钱乙方之泻青丸尤妙也。

方8，黄芩二陈汤（《景岳全书·卷五十四·和阵》引《宣明论方》）：黄芩、制半夏、陈皮、茯苓、甘草。黄芩以清胃中之热，二陈以涤其痰湿，为清利中焦湿热之良剂。

方9，左金丸（《景岳全书·卷五十七·寒阵》）：川黄连六两，吴茱萸一两。研末，水泛为丸。此泻肝火之方也。肝火亢盛，独用黄连为君，取实则泻子之义，以直折其上炎之势；佐以吴萸从类相求，引热下行，并开其郁也。

方10，吴茱萸汤，参见冲逆（方6）。

方11，麦冬汤（《证治心得·卷九·呕吐哕》）：麦冬、人参、白术、陈皮、甘草、陈廪米、竹茹、生姜、芦根、玉竹、茯苓。此为滋液养胃之方。苓、术、参、甘、陈，五味异功散也，所以补益脾气。麦、芦、玉、米，所以大益胃津。生姜、竹茹，行气化浊之用也。脾健胃濡，津液得以周布焉。

方 12，二陈汤，参见眩晕（方 13）。

方 13，小柴胡汤，参见项强（方 4）。

方 14，独参汤，参见厥逆（方 11）。

方 15，六君子汤，参见眩晕（方 16）。

方 16，五苓散，参见胕肿（方 7）。

方 17，神术丸（《景岳全书 · 卷五十四 · 和阵》引《本事方》）：苍术一斤，生芝麻五钱，大枣十五枚。苍术焙干为末，以芝麻、枣肉和杵为丸。此治饮癖之方也。独任苍术为君，以其功能燥湿，专主木邪乘土也。芝麻利大小肠以除癖积，泻而不攻，故以为臣。大枣则崇土以制水之用也。

方 18，理中汤，参见转戾（方 3）。

方 19，万应丸（《证治准绳 · 类方第八册 · 虫》）：黑牵牛、大黄、槟榔各八两，白雷丸、南木香各一两，沉香五钱，大皂角、苦楝皮各四两。皂角、苦楝皮煎汁，余药为末，以雷丸、木香、沉香为衣。诸药均能杀虫，以雷丸、苦楝、皂角、槟榔为毒。木香、沉香为衣，足以诱其食。牵牛、大黄，所以排泻之也。

方 20，乌梅丸（《伤寒论 · 辨厥阴病脉证并治》）：乌梅三百枚，细辛、桂枝、附子、人参、黄柏各六两，干姜十两，黄连一斤，蜀椒、当归各四两。捣筛，以苦酒浸乌梅一宿，去核，蒸之成泥，与蜜和药共杵为丸。此为除湿热、驱蛔虫之方。乌梅大酸为君，以泻肝家之本病，黄连、黄柏苦燥为臣，以涤胃中之湿热。干姜、蜀椒辛温为佐，以杀胃中之蛔虫。桂、附、辛、归之和营卫经络为使，以除其厥逆。复以人参之扶胃，而使其不伤。蛔虫本为多食生冷之物与湿热互结而成，得酸则静，得辛则伏，得苦则下。所以苦酸辛杂凑，寒与热并用，而为虫剂之主方。

方 21，温胃饮（《景岳全书 · 卷五十五 · 热阵》）：人参、扁豆、干姜、当归、炙甘草、陈皮、白术。此异功散去茯苓加扁豆、干姜、当归，而又有理中汤在其中，则其温脾健胃之力可知；胃为水谷气血之海，扁豆所以祛湿而理气，当归所以温养而调血也。

【表解】（见表 27 ～ 28）

表27 呕吐表解1

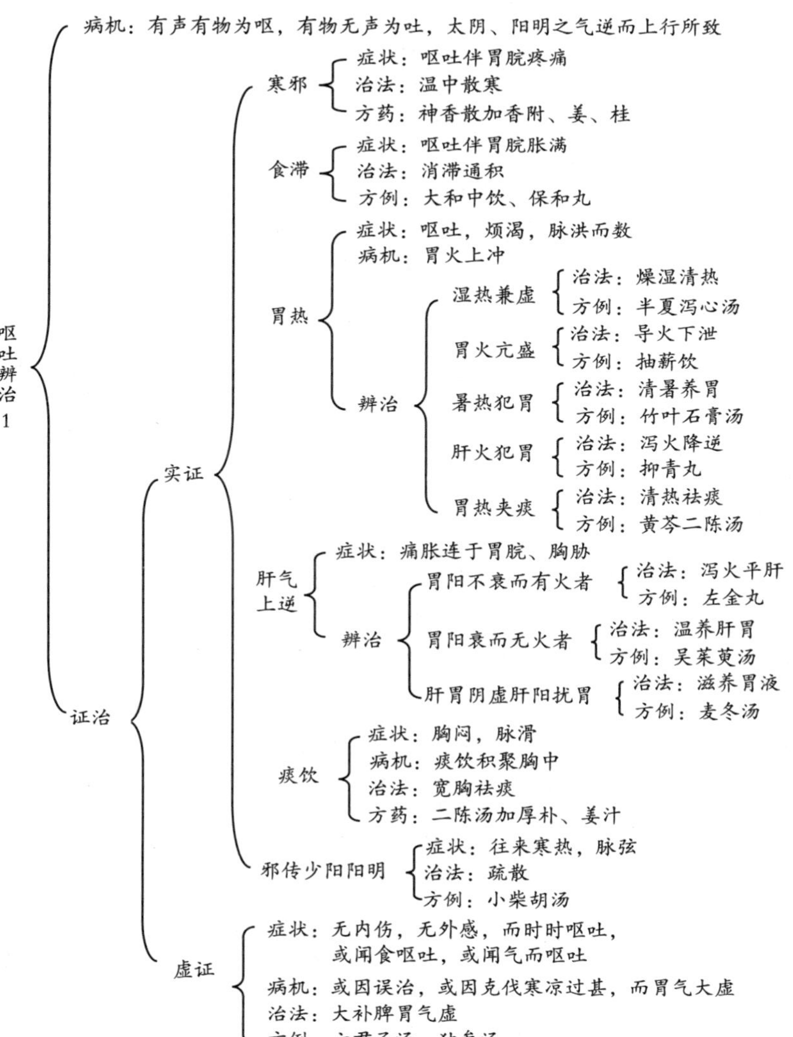
呕吐辨治1
病机：有声有物为呕，有物无声为吐，太阴、阳明之气逆而上行所致
证治
实证
寒邪
症状：呕吐伴胃脘疼痛
治法：温中散寒
方药：神香散加香附、姜、桂
食滞
症状：呕吐伴胃脘胀满
治法：消滞通积
方例：大和中饮、保和丸
胃热
症状：呕吐，烦渴，脉洪而数
病机：胃火上冲
辨治
湿热兼虚
治法：燥湿清热
方例：半夏泻心汤
胃火亢盛
治法：导火下泄
方例：抽薪饮
暑热犯胃
治法：清暑养胃
方例：竹叶石膏汤
肝火犯胃
治法：泻火降逆
方例：抑青丸
胃热夹痰
治法：清热祛痰
方例：黄芩二陈汤
肝气上逆
症状：痛胀连于胃脘、胸胁
辨治
胃阳不衰而有火者
治法：泻火平肝
方例：左金丸
胃阳衰而无火者
治法：温养肝胃
方例：吴茱萸汤
肝胃阴虚肝阳扰胃
治法：滋养胃液
方例：麦冬汤
痰饮
症状：胸闷，脉滑
病机：痰饮积聚胸中
治法：宽胸祛痰
方药：二陈汤加厚朴、姜汁
邪传少阳阳明
症状：往来寒热，脉弦
治法：疏散
方例：小柴胡汤
虚证
症状：无内伤，无外感，而时时呕吐，
或闻食呕吐，或闻气而呕吐
病机：或因误治，或因克伐寒凉过甚，而胃气大虚
治法：大补脾胃气虚
方例：六君子汤、独参汤

表28　呕吐表解2

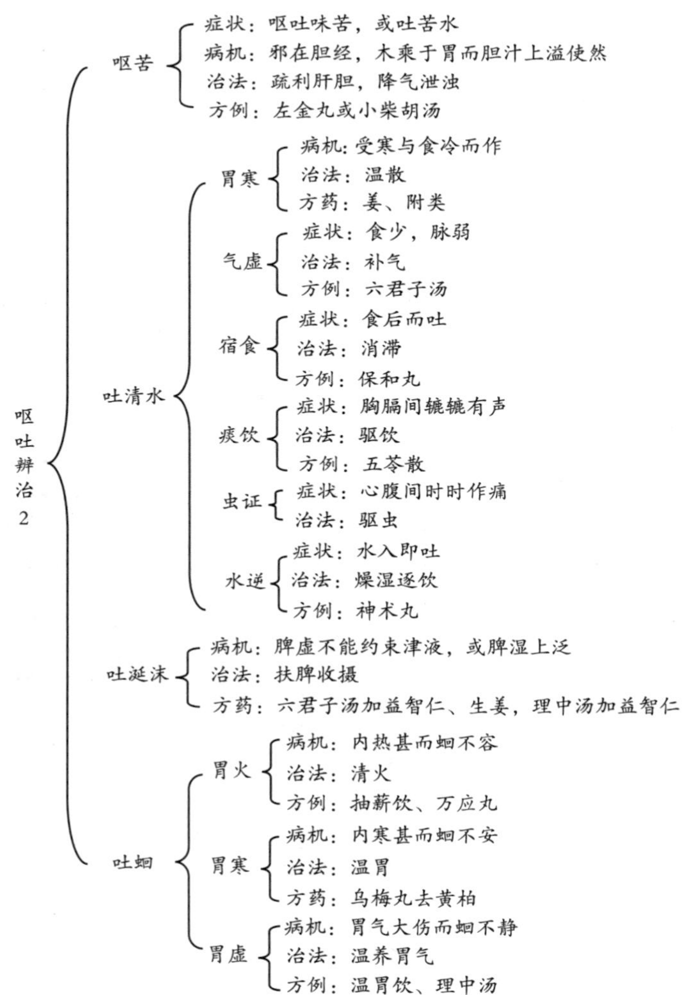
呕吐辨治2
呕苦
症状：呕吐味苦，或吐苦水
病机：邪在胆经，木乘于胃而胆汁上溢使然
治法：疏利肝胆，降气泄浊
方例：左金丸或小柴胡汤
吐清水
胃寒
病机：受寒与食冷而作
治法：温散
方药：姜、附类
气虚
症状：食少，脉弱
治法：补气
方例：六君子汤
宿食
症状：食后而吐
治法：消滞
方例：保和丸
痰饮
症状：胸膈间辘辘有声
治法：驱饮
方例：五苓散
虫证
症状：心腹间时时作痛
治法：驱虫
水逆
症状：水入即吐
治法：燥湿逐饮
方例：神术丸
吐涎沫
病机：脾虚不能约束津液，或脾湿上泛
治法：扶脾收摄
方药：六君子汤加益智仁、生姜，理中汤加益智仁
吐蛔
胃火
病机：内热甚而蛔不容
治法：清火
方例：抽薪饮、万应丸
胃寒
病机：内寒甚而蛔不安
治法：温胃
方药：乌梅丸去黄柏
胃虚
病机：胃气大伤而蛔不静
治法：温养胃气
方例：温胃饮、理中汤

21. 吐酸

【分析】

《经》云：诸呕吐酸，暴注下迫，皆属于热。

吐出酸水，而致齿牙酸涩者，是谓“吐酸”，总由中气不舒，湿滞化热所致；至喉间噫嗳酸水，咯不得出，咽不得下者，叫作“吞酸”。吞酸、吐酸不外三种病变表现：第一，噫嗳吞酸，泛泛不安者，病在上脘最高之处；第二，若病在中焦胃脘之间，则时多呕恶，所吐皆酸，即所谓吐酸；第三，本无吞酸、吐酸，偶因呕吐所出，或酸、或苦，以及诸不堪难名之味的，必出于中脘之下者也。在上中二脘的，多由脾胃虚寒，不能运化；偶出于下脘的，则寒热俱有，病在呕吐而不在其苦、酸、难名之味。

“吐酸”辨治之法：如因素有湿热，盛寒或生冷遏之，致湿热郁而成积，便从木化而酸者，宜左金丸（方 1）合二陈汤（方 2），以疏湿化热；若积久不化，渐至木盛土衰的，宜左金丸合逍遥散（方 3），以疏木培土；如宿食滞于中脘，宜平胃散（方 4）加神曲、砂仁，以化食导滞；有停饮积于胸中者，主苓桂术甘汤（方 5），以渗利之；脾胃气虚者，则宜理中汤（方 6）、温胃饮（方 7）之属以温补之；则知吐酸之热，多因湿化，非纯由乎火也。

【附方】

方 1，左金丸，参见呕吐（方 9）。

方 2，二陈汤，参见眩晕（方 13）。

方 3，逍遥散，参见眩晕（方 8）。

方 4，平胃散（《太平惠民和剂局方 · 卷三 · 治一切气》)：厚朴五两，陈皮、甘草各一两，苍术八两；研末，加生姜三片，大枣二枚，清水煎，每服二钱。此为健胃燥湿之方。苍术苦温，燥湿之力最著，故以为君；厚朴下行以顺气，故以为佐；气行则湿化，故以陈皮佐之；脾得甘而健运，故以甘草为使；庶几胃气平而不逆也。

方 5，苓桂术甘汤，参见胕肿（方 1）。

方 6，理中汤，参见转戾（方 3）。

方 7，温胃饮，参见呕吐（方 21）。

【表解】（见表 29）

表 29　吐酸表解

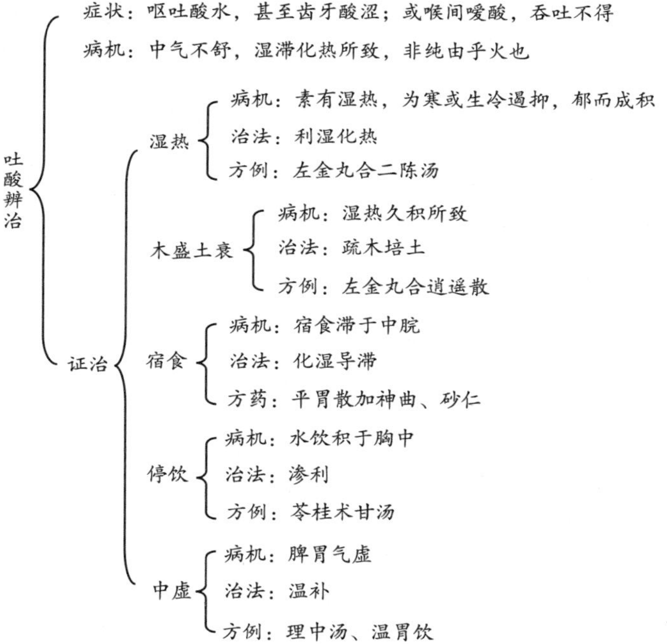

22. 下迫

【分析】

《经》云：诸呕吐酸，暴注下迫，皆属于热。

“下迫”，“里急后重”之谓，其病变多在广肠最下端处。“里急”与“后重”略有区分，急迫欲便，谓之“里急”，肛门重坠谓之“后重”。里急有虚实之分，实为火邪有余，虚为营阴不足；后重亦有虚实之异，实为邪实下壅，虚由气虚下陷，是其大较。

凡里急而不得便，火郁于肠也，重者宜承气汤（方 1），轻者宜芍药汤（方 2），以疏泄之；里急而不及更衣者，多为气不能摄，宜补中益气汤（方 3），以升举之；里急而至圊反不能出者，气滞也，当以疏通为主，宜导气汤（方 4）。

后重本因邪压大肠所致，大肠受压，不能升举而下坠，故“重”，治以大黄、槟榔或香连丸（方 5），以泻其所坠之邪；若积滞已行，后重不减，脉无力而不能食者，多为脾气下陷或大肠虚滑，不能自收，治以升涩之剂，固其脱升其坠，固脱可用诃子皮散（方 6），升坠可用补中益气汤；凡邪迫而后重者，至圊稍减未几复盛，虚滑而后重者，圊后不减以得解愈虚故也，不可不辨；亦有积滞已去，过服肉面生冷之类而后重者，当以运脾消导为主，宜香砂六君子汤（方 7）加神曲；如因邪滞营分血瘀而致者，宜用桃仁、滑石之类，活其死血，其重自除；更有气行、血和、积去，但虚坐努责，不得大便，这是无血证，宜倍用四物汤（方 8）加陈皮，以和胃生血为治；凡后重诸法不效者，三奇散（方 9）最妙，以其一升一降一散，则上下通畅而不坠也。

【附方】

方 1，承气汤，参见厥逆（方 5、方 6、方 7）。

方 2，芍药汤（《济生拔粹 · 卷十八 · 卫生宝鉴 · 泄痢》）：白芍药二两，当归尾、黄连、黄芩各五钱，槟榔、木香、甘草各三钱，肉桂二钱五分，或加大黄三钱。此为治痢初起之方。方中白芍、当归、肉桂以调血，木香、槟榔以调气，血和则里不急，气调则后不重；黄芩、黄连燥湿而清热，甘草调中而缓急；痢不畅者，斯加大黄以通之，否则不必加也。

方 3，补中益气汤，参见眩晕（方 2）。

方 4，导气汤（《素问病机气宜保命集 · 卷中 · 泻论》）：白芍、当归、黄连、黄芩、木香、大黄、槟榔。此即芍药汤去肉桂、甘草，所以导利气分之热滞者，故去桂枝、甘草之温，免助其热；快其气，热泄气行，庶更衣通畅而不坠。

方 5，香连丸（《证治准绳 · 类方第六册 · 滞下》引《直指》方）：黄连二十两（吴茱萸十两同炒，去吴萸），木香四两八钱；研末，醋糊丸，米饮下。此治热利里急之方。黄连苦燥湿，寒胜热，直折心脾之火，故以为君；用吴萸同炒者，取其能利大肠壅气也；里急由于气滞，木香辛以行气，温以和脾，能通利三焦，泄肺以平肝，使木邪不克脾土，气行而滞去；一寒一热，一阴一阳，有相济之妙，《经》所谓热因寒用也。

方 6，诃子皮散（《兰室秘藏 · 卷下 · 泄痢》）：诃子皮七分，粟壳五分，炮姜六分，橘皮五分。此为收涩肠泄之方。粟壳酸涩微寒，固肾涩肠；诃子皮酸涩苦温，收脱住泻；炮姜辛热，能逐冷补阳；橘皮辛温，能升阳调气，以固气脱；用于脱肛者，亦可以收形脱也。

方7，香砂六君子汤，参见䐜郁（方6）。

方8，四物汤，参见眩晕（方6）。

方9，三奇散（《证治准绳·类方第六册·滞下》）：生枳壳一两，黄芪二两，防风一两；为散，每服二钱，米饮或蜜汤调下。此治后重之方也。气之应下而不下者，枳壳足以行之；气之应升而不升者，黄芪足以扬之；气之应散而不散者，防风足以宣之；上下通利，内外无滞，则后重自除。

【表解】（见表30）

三、二阴诸病

23. 大便固秘

【分析】

《经》云：诸厥固泄，皆属于下。

“大便固秘”即大便固结而秘塞不通之谓。大便固结难行，多由于津液的干燥；秘塞不通，则因于胃气的阻滞。临证

表 30　下迫表解

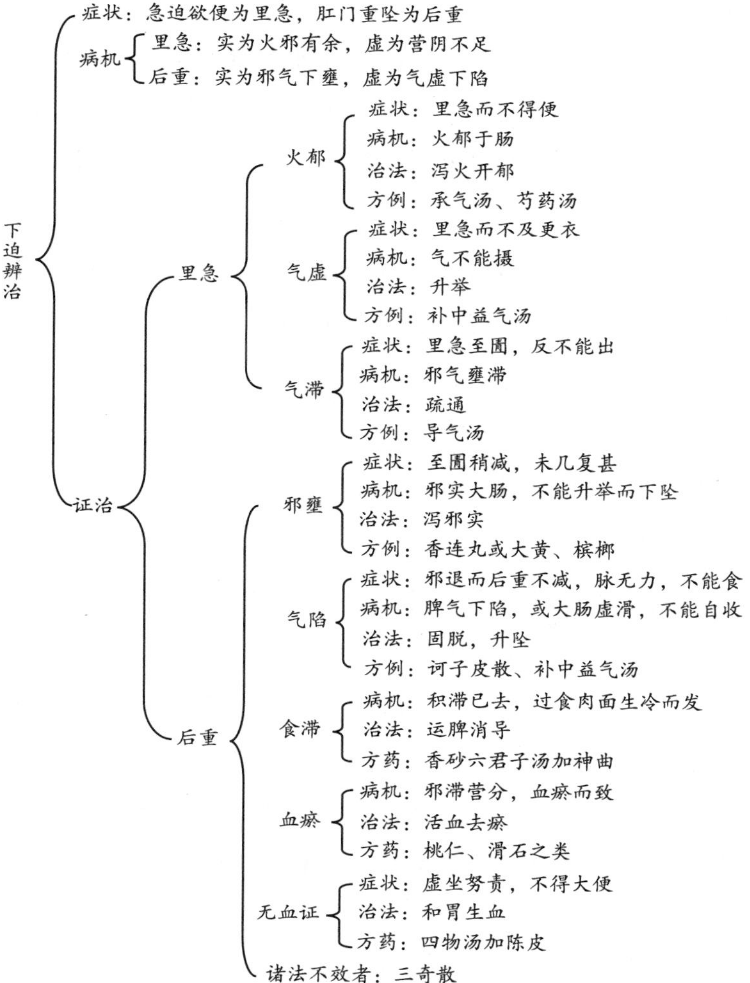
下迫辨治
症状：急迫欲便为里急，肛门重坠为后重
病机
里急：实为火邪有余，虚为营阴不足
后重：实为邪气下壅，虚为气虚下陷
证治
里急
火郁
症状：里急而不得便
病机：火郁于肠
治法：泻火开郁
方例：承气汤、芍药汤
气虚
症状：里急而不及更衣
病机：气不能摄
治法：升举
方例：补中益气汤
气滞
症状：里急至圊，反不能出
病机：邪气壅滞
治法：疏通
方例：导气汤
后重
邪壅
症状：至圊稍减，未几复甚
病机：邪实大肠，不能升举而下坠
治法：泻邪实
方例：香连丸或大黄、槟榔
气陷
症状：邪退而后重不减，脉无力，不能食
病机：脾气下陷，或大肠虚滑，不能自收
治法：固脱，升坠
方例：诃子皮散、补中益气汤
食滞
病机：积滞已去，过食肉面生冷而发
治法：运脾消导
方药：香砂六君子汤加神曲
血瘀
病机：邪滞营分，血瘀而致
治法：活血去瘀
方药：桃仁、滑石之类
无血证
症状：虚坐努责，不得大便
治法：和胃生血
方药：四物汤加陈皮
诸法不效者：三奇散

辨治，“大便固秘”有热秘、冷秘、风秘、气秘以及阴结、阳结之不同。

热秘者，症见六脉数大，伴有肠胃胀闷。轻则用更衣丸（方 1），苦滑重镇之方以润之，或用四顺清凉饮（方 2），以润而泻之；重则为阳明热结不通，当选用三承气汤（方 3）以下之。

冷秘者，症见六脉沉迟，伴有溺清、腹痛。阴寒凝结而实者，宜用三物备急丸（方 4），以热而泻之；阳衰湿滞而虚者，则用半硫丸（方 5），以燥而泻之。

风秘者，由风伤肺脏，传入大肠所致，宜活血润肠丸（方 6），以疏风润燥；若老年人的阳衰风秘证，亦可用半硫丸以壮阳润便；血燥生风者，便当用滋养息风之剂，如三才汤（方 7）、五仁丸（方 8）、通幽汤（方 9）之类；如果血燥而兼气滞，又当于养血中加行气之品也。

气秘者，由乎气不升降，遂致胀而后重，可用苏子降气汤（方 10）加槟榔、枳实，以遂其升降之势。

阴结者，症见不能食而身重，脉象沉迟，大便硬，乃阴寒固结肠胃所致，可用玉壶丹（方 11），暖润以开其结。

阳结者，食而不便，脉浮而散，燥热气滞于胃肠故也，可用更衣丸润燥泻热以散其结。

至仲景所说的“脾约”证，乃由平素阴虚，患伤寒热病，邪热未至于胃，津液已先消烁，故胃强脾弱，水饮不能四布，但输膀胱而不能滋润大便，致小便数而大便反硬也，用麻子仁丸（方 12），以滋津开结。

由此可知大便固秘之属于下者，下阴、肛门之不通也，而其不通之由，于上中下三焦无不有关，固不能仅认为“皆属于下”也。

【附方】

方 1，更衣丸（《时方妙用 · 卷下 · 滑可去着》）：朱砂五钱，芦荟七钱；滴好酒少许和丸，每服一钱二分。此治津枯、肠结之方。方中朱砂以汞为体，性寒，重坠下达；芦荟以液为质，味苦，膏润下滋；兼以大寒大苦之性味，能润燥结，从上导下，而胃关自开。

方 2，四顺清凉饮（《景岳全书 · 卷五十五 · 攻阵》）：赤芍药、当归、甘草、大黄各一钱五分；锉碎，每服二钱，加薄荷一叶煎服。此清血通利之方也。赤芍、当归，以泻血分之热结；大黄、甘草，以行肠胃之壅滞；加薄荷一叶，亦宣达通利之意也。

方 3，承气汤，参见厥逆（方 5、方 6、方 7）。

方 4，三物备急丸（《金匮要略 · 杂疗方第二十三》）：巴豆一钱，干姜二钱，大黄三钱；先以大黄、干姜捣为细末，入巴豆霜，合捣和蜜为丸。此为通下阴结之方。干姜散中焦寒邪，巴豆逐肠胃冷积，大黄通地道，又能解巴豆毒，是有制之师也。

方5，半硫丸（《太平惠民和剂局方·卷六·治泻痢》）：半夏三两，硫黄二两；研末，生姜自然汁同熬，入干蒸饼末，捣和为丸。此治寒闭之方。半夏除痰燥湿以降气，硫黄助火以疏利大肠；寒湿内滞，得热则疏利，而便通也。

方6，活血润肠丸（《证治准绳·类方第六册·大便不通》）：当归梢一钱，防风二钱，羌活、大黄各一两，麻子仁二两五钱，桃仁二两，皂角仁一两。此治血瘀风秘之方。当归、桃仁所以活血；羌活、防风所以息风；大黄、麻仁、皂角所以润下；血不瘀而脾自运，风自宁而胃气降，大便因之而通利也。

方7，三才汤（《张氏医通·卷十六·二冬膏祖方》）：人参三钱，天冬二钱，干地黄五钱。此治阴液元气两伤之方。人参所以扶元气，天冬、地黄所以益阴津；天冬润于上则肺能治节，人参养于中则脾能运化，地黄滋于下则肾能固藏，此“三才”之道也。

方8，五仁丸（《证治准绳·类方第六册·大便不通》引《得效方》）：桃仁、杏仁各一两，柏子仁五钱，松子仁一钱二分五厘，郁李仁一钱，陈皮四两（另研末）；共研如膏，再入陈皮末，炼蜜和丸。此治气血虚弱津枯便秘之方。诸仁皆津滋质润之品，既能增液养阴，亦可行气活血，以陈皮之运转中焦主持其中，虽不泻之而便自通。

方 9，通幽汤（《兰室秘藏·卷下·大便燥结论》）：当归身、升麻、桃仁、红花、甘草各一钱，生地黄、熟地黄各五分。此治噎塞便秘之方。当归、二地、甘草，滋阴以养血；桃仁、红花，润燥而行血；加升麻者，必使清气先升，而后浊阴始降也。

方 10，苏子降气汤，参见喘膹（方 8）。

方 11，玉壶丹（《证治心得·卷十一·秘结》）：硫黄，麻油。此为温润通结之方。硫黄益火以利大肠为君，佐麻油以润滑之，则津增气足而便通。

方 12，麻子仁丸（《伤寒论·辨阳明病脉证并治》）：麻仁二升，芍药、枳实各八两，大黄一斤，厚朴一尺，杏仁一升；研为细末，炼蜜为丸。此为治肠液枯涸之脾约证之方。以麻仁之多脂者为君；杏仁之甘润者为臣；枳实、厚朴之顺气行滞，芍药之通营和津为佐；大黄之泄热通下为使；又炼蜜为丸以缓行之；庶可热去津回，而大便渐通畅矣。

【表解】（见表 31）

表31　大便固秘表解

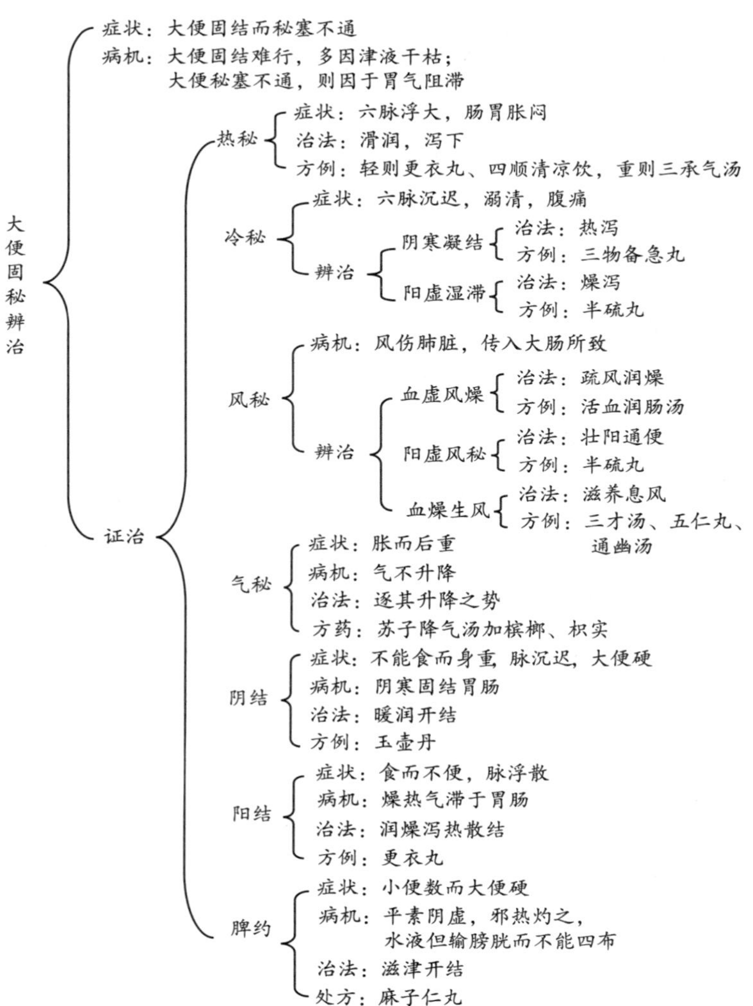
大便固秘辨治
症状：大便固结而秘塞不通
病机：大便固结难行，多因津液干枯；
大便秘塞不通，则因于胃气阻滞
证治
热秘
症状：六脉浮大，肠胃胀闷
治法：滑润，泻下
方例：轻则更衣丸、四顺清凉饮，重则三承气汤
冷秘
症状：六脉沉迟，溺清，腹痛
辨治
阴寒凝结
治法：热泻
方例：三物备急丸
阳虚湿滞
治法：燥泻
方例：半硫丸
风秘
病机：风伤肺脏，传入大肠所致
辨治
血虚风燥
治法：疏风润燥
方例：活血润肠汤
阳虚风秘
治法：壮阳通便
方例：半硫丸
血燥生风
治法：滋养息风
方例：三才汤、五仁丸、
通幽汤
气秘
症状：胀而后重
病机：气不升降
治法：逐其升降之势
方药：苏子降气汤加槟榔、枳实
阴结
症状：不能食而身重，脉沉迟，大便硬
病机：阴寒固结胃肠
治法：暖润开结
方例：玉壶丹
阳结
症状：食而不便，脉浮散
病机：燥热气滞于胃肠
治法：润燥泻热散结
方例：更衣丸
脾约
症状：小便数而大便硬
病机：平素阴虚，邪热灼之，
水液但输膀胱而不能四布
治法：滋津开结
处方：麻子仁丸

24. 癃闭

【分析】

《经》云：诸厥固泄，皆属于下。

小便“癃闭”，也属于固塞的范畴，其症有久病和暴病的区分。“溺闭”多为暴病，点滴不出，内急胀满而难通利，可用疏通利窍之剂，甚则升之、吐之，以提其气，上窍开则下窍通矣，如二陈汤（方 1）、五苓散（方 2）、补中益气汤（方 3）诸方，甚或辅以探吐法，以及灸百会穴以升提之。“溺癃”多属于久病，症见欲解不解，虽屡出而量极短少，大都宜补养真阴兼滋气化，如生脉散（方 4）、地黄丸（方 5）之类。盖膀胱但主藏溺，司出溺的主要为肺气之制节，《素问》说“膀胱者，州都之官，津液藏焉，气化则能出矣”，主“气化”者莫若肺，故一身之气关于肺，肺清则气行，肺浊则气壅，所以小便不通，由于肺气不能宣化的临床多见，而清金降气实为开溺癃的有效方法。又有大便泄泻，津液偏渗于大肠，或水停心下，不能下输于膀胱者，则宜四苓散（方 6）、五苓散以渗泄之；更有瘀阻而小便闭者，则牛膝、桃仁必为要药；如属气虚者，则独参汤（方 7）如神。

这些说明小便“癃闭”的病位虽在下，而其病变之源则普遍于上中下也。

【附方】

方 1，二陈汤，参见眩晕（方 13）。

方 2，五苓散，参见胕肿（方 7）。

方 3，补中益气汤，参见眩晕（方 2）。

方 4，生脉散，参见喘膹（方 12）。

方 5，地黄丸，参见眩晕（方 5）。

方 6，四苓散即五苓散去桂枝，五苓散参见胕肿（方 7）。

方 7，独参汤，参见厥逆（方 11）。

【表解】（见表 32）

表 32　癃闭表解

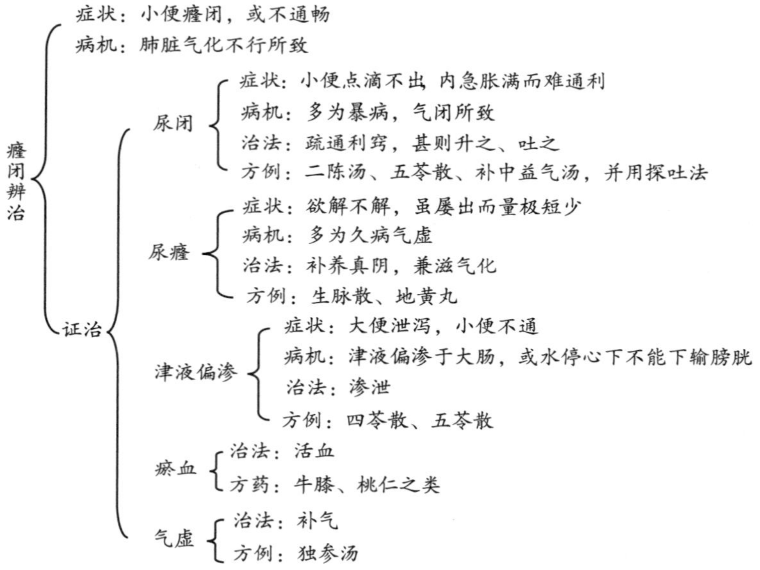

25. 泄泻

【分析】

《经》云：诸厥固泄，皆属于下；诸呕吐酸，暴注下迫，皆属于热。

“泄”者，大便溏薄，或作或止也；“泻”者，大便直下，水去如注，即所谓“暴注”也。两者虽有轻重之分，但总属脾胃受伤，脾受湿而不能渗泄，尤其是伤了阑门的元气，以致分利无权，并入大肠，因而肠鸣、溺少，大便反快而泄泻作矣。

临床辨证，从大便的性状来分类，有飧、溏、鹜、濡、滑之不同。

飧泄的粪便水谷不分而完出，多为湿兼风之证；如恶风、自汗、肠鸣、脉弦者，宜胃苓汤（方 1）加防风、升麻，以升清阳而降湿浊；饮食太过肠胃受伤者，宜加减木香散（方 2）升举阳土而消克之。

溏泄的粪便略带肠垢污积，多为湿兼热之证；如脉数而溲赤涩，所下稠黏垢秽者，宜黄芩芍药汤（方 3）合益元散（方 4），以渗湿清热。

鹜泄的粪便清冷如水，其中稍有结粪，多为湿兼寒之证；如脉见沉迟、小溲清白者，宜理中汤（方 5）加橘红、茯苓，以散寒胜湿；泄不止者，更加附子益火以渗其湿。

濡泄的粪便色如尘水，便极溏薄，为土湿自胜之证；如腹不痛而肠鸣溺少者，宜五苓散（方 6），以温化之。

滑泄的粪便稀溏不成形，一下如注而不可止，为湿胜气脱之证，宜用扶脾丸（方 7）或补中益气汤（方 8）加诃子、肉蔻，或四柱饮（方 9）、六柱饮（方 10），以温补益气而收涩之。

从脏腑分类，则有脾泄、肾泄、肝泄、胃泄、大肠泄、小肠泄的区分。

脾泄，症见呕吐、腹胀、注下，食后饱满泻去即宽，土气之虚也，治宜香砂六君子汤（方 11），以崇土宽中。

肾泄，多于五更便泄，伴有足冷、腹痛，元阳不足也，宜四神丸（方 12），以温摄元气。

肝泄，症见腹疼兼胀、泻而痛不止，不如伤食的痛得泻便减，土败木贼也，宜四君子汤（方 13）合抑青丸（方 14），以培土泻木。

胃泄，常面黄而饮食不化，宜理中汤扶其阳。

大肠泄，症见食已窘迫，大便色白而肠鸣切痛，宜五苓散加木香行其气。

小肠泄，常溲涩而便脓血，伴有小腹痛，宜导赤散（方 15）加黄芩、白芍和其营。

从淫邪分类，则有痰泄、食泄、湿泄、暑泄等之不同。

痰泄者，症见胸满、泻沫、脉弦滑，而甚则呕吐，其人神必不瘁、色必不衰，如腹中觉冷而隐隐微痛者，宜二陈汤（方16）加厚朴，温以行之；如不食不饥者，可用青州白丸子（方17），辛以燥之。

食泄者，症见泻下臭腐、噫气作酸，腹痛而泻，泻后痛减，宜胃苓汤加木香、砂仁以行滞利湿，或保和丸（方18）加砂仁、豆蔻，以化积推陈。

湿泄者，若寒湿化为湿热者，症见里急后重，数至圊而不能便，茎中痛，似痢非痢，所下皆是粪水，《素问》名曰“大瘕泄”，宜八正散（方19），以清热利湿。

暑泻者，暑伤肠胃，常于夏月暴注水泻，脉虚细，伴有口干、烦闷，宜香薷散（方20）倍加干葛、茅术、黄芩之类，以清暑化浊。

总之，泄泻多端，要不离乎脾伤积湿；治法初则用调中分利，继用风药燥湿；久必升提，滑须固涩，风兼解表，寒佐温中，伤食宜消，停痰宜化，虚者补之，热者清之，随证施治，治无不愈。

【附方】

方1，胃苓汤（《证治准绳·类方第六册·泄泻》）：苍术、厚朴、陈皮、白术、茯苓各一钱五分，泽泻、猪苓各一钱，甘草六分，肉桂五分，生姜三片，大枣三枚。此即平胃散、五苓散之复方。平胃散所以燥湿，再合五苓散以健运水土，故凡脾虚湿盛之肿胀、泄泻诸症，善用之均有捷效。

方 2，加减木香散（《卫生宝鉴·卷十六·泄痢论》）：木香、良姜、升麻、人参、槟榔、神曲、肉蔻、吴萸、干姜、陈皮、砂仁、白术。此为扶阳土消积食之方。干姜、白术、人参，理中汤也；佐以良姜、吴萸、二仁，温暖中土之力甚雄；复以木香、升麻升举之，尤不患脾阳之不复；神曲、槟榔、陈皮诸药，则所以消磨积滞之品也。

方 3，黄芩芍药汤（《素问病机气宜保命集·卷中·泻论第十》）：黄芩、芍药各一两，甘草五钱。此治热利之方。黄芩善清肠热以为君；芍药则泄肝扶肠以为臣；甘草生用，能和中泻热，为之佐使；凡治湿热下注之泻利，此为不易之法。

方 4，益元散（《伤寒直格·卷下·诸证药石分剂》）：桂府滑石六两，甘草六钱，辰砂三钱；研细，每服三钱，新汲水调服。此治暑伤元气而小便不利之方。滑石禀土中冲和之气，寒能胜热，甘不伤脾，能清利水源，俾暑热从小便而泄；甘草生津止渴，用以为佐；复以朱砂镇之，则被暑伤之神气不难恢复也。

方 5，理中汤，参见转戾（方 3）。

方 6，五苓散，参见胕肿（方 7）。

方 7，扶脾丸（《兰室秘藏·卷上·劳倦所伤论》）：白术、茯苓、橘皮、半夏、炙甘草、诃梨勒皮、乌梅肉各二钱，红豆、干姜、藿香各一两，肉桂五分，麦蘖、神曲各四钱；研末，荷叶裹烧饭和丸。此为治脾胃虚寒饮食不化之方。白术、茯苓、甘草、干姜、红豆、肉桂、半夏、橘皮、藿香，皆所以补中土之虚，并散寒湿之气也；神曲、麦蘖，所以助消食也；诃子、乌梅，所以止泻利也。

方8，补中益气汤，参见眩晕（方2）。

方9，四柱饮（《太平惠民和剂局方·卷三·治一切气》）：白茯苓、附子、木香各五钱，人参一两；研细末，每服二三钱。此治脾虚腹痛泄泻之方。以人参大振胃气为君，佐附子补火以益脾阳，木香以散寒，茯苓以胜湿；阳气既振，湿退寒消，则痛定而泻止焉。

方10，六柱饮（《证治准绳·类方第六册·泄泻》引《济生方》）：人参、附子、茯苓、木香、肉蔻、诃子。方即四柱饮再加肉蔻以温脾散寒，诃子以涩脱固气也。

方11，香砂六君子汤，参见膹郁（方6）。

方12，四神丸（《证治准绳·类方第六册·泄泻》）：肉豆蔻、五味子各二两，补骨脂四两，吴茱萸一两，红枣一百枚，生姜八两；捣末为丸。此治脾肾虚泻之方。补骨脂辛燥，入肾以制水；肉豆蔻辛温，入脾以暖土；五味子酸温，敛少火生气以焙土；吴茱萸辛温，折肝木逆气以滋生；丸以生姜、大枣之辛甘，发散诸阳；水制木生，火壮土暖，而泄泻以止。

方13，四君子汤，参见眩晕（方1）。

方14，抑青丸，参见呕吐（方7）。

方15，导赤散，参见癔疭（方2）。

方16，二陈汤，参见眩晕（方13）。

方17，青州白丸子，参见眩晕（方14）。

方18，保和丸，参见冲逆（方12）。

方19，八正散（《太平惠民和剂局方·卷六·治积热》）：瞿麦、萹蓄、车前子、滑石、甘草、山栀子仁、木通、大黄各一斤；研为散，每服二三钱，加灯心，清水煎服。此治湿热下注，通利大小便之方也。木通、灯心，清肺热而降心火，肺为气化之源，心为小肠之合也；车前子清肝热而通膀胱，肝脉络于阴器，膀胱津液之府也；瞿麦、萹蓄降火通淋，此皆利湿而兼泻热者也；滑石利窍散结；栀子、大黄，苦寒下利，此皆泻热而兼利湿者也；甘草合滑石为六一散，用梢可以径达茎中，甘能缓痛也；虽治下焦之疾，而不专于治下，必三焦通利，水乃下利之义欤！

方20，香薷散，参见癔疭（方6）。

【表解】（见表33～36）

表 33　泄泻表解 1

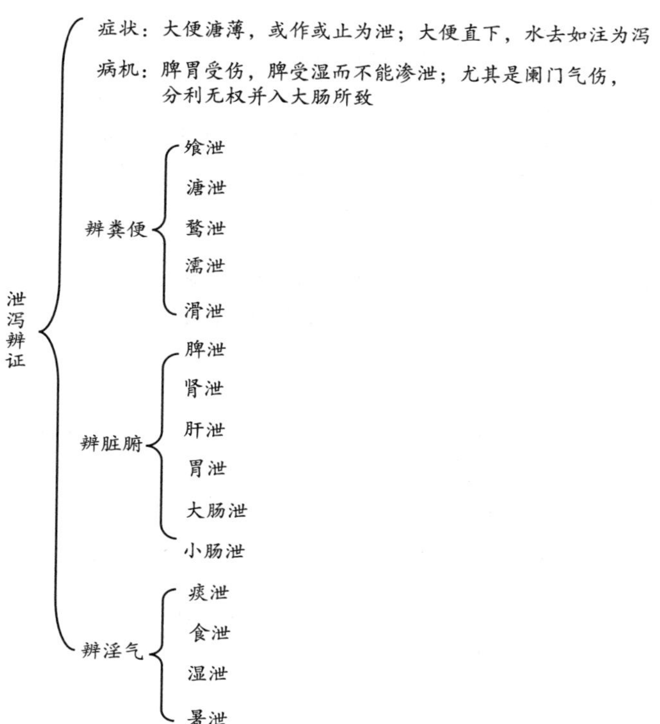
泄泻辨证
症状：大便溏薄，或作或止为泄；大便直下，水去如注为泻
病机：脾胃受伤，脾受湿而不能渗泄；尤其是阑门气伤，分利无权并入大肠所致
辨粪便
飧泄
溏泄
鹜泄
濡泄
滑泄
辨脏腑
脾泄
肾泄
肝泄
胃泄
大肠泄
小肠泄
辨淫气
痰泄
食泄
湿泄
暑泄

表 34 泄泻表解 2

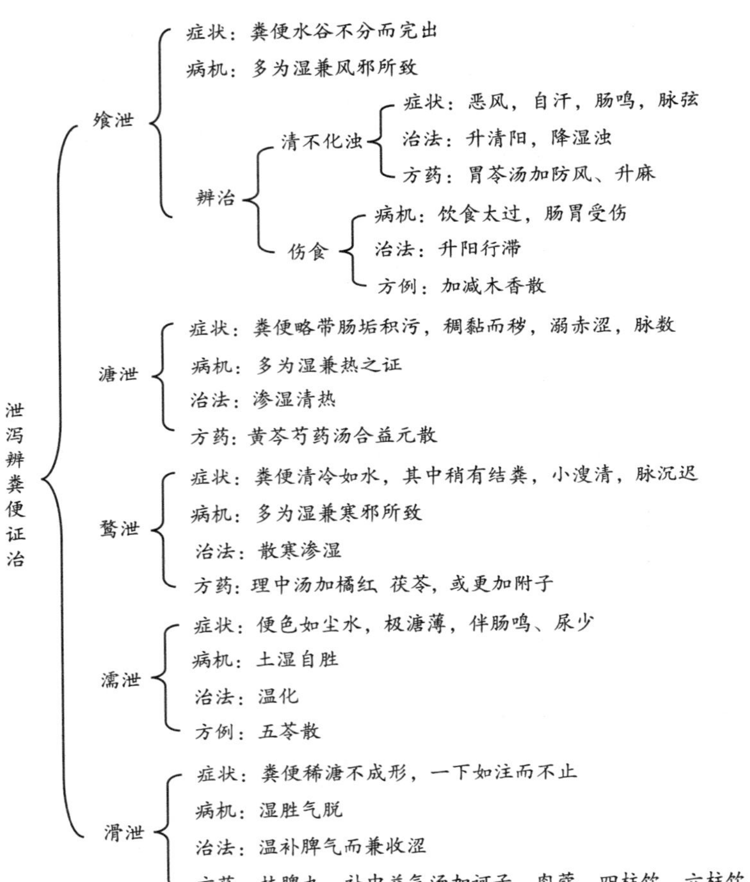
泄泻辨粪便证治
飧泄
症状：粪便水谷不分而完出
病机：多为湿兼风邪所致
辨治
清不化浊
症状：恶风，自汗，肠鸣，脉弦
治法：升清阳，降湿浊
方药：胃苓汤加防风、升麻
伤食
病机：饮食太过，肠胃受伤
治法：升阳行滞
方例：加减木香散
溏泄
症状：粪便略带肠垢积污，稠黏而秽，溺赤涩，脉数
病机：多为湿兼热之证
治法：渗湿清热
方药：黄芩芍药汤合益元散
鹜泄
症状：粪便清冷如水，其中稍有结粪，小溲清，脉沉迟
病机：多为湿兼寒邪所致
治法：散寒渗湿
方药：理中汤加橘红 茯苓，或更加附子
濡泄
症状：便色如尘水，极溏薄，伴肠鸣、尿少
病机：土湿自胜
治法：温化
方例：五苓散
滑泄
症状：粪便稀溏不成形，一下如注而不止
病机：湿胜气脱
治法：温补脾气而兼收涩
方药：扶脾丸，补中益气汤加诃子、肉蔻，四柱饮，六柱饮

表35 泄泻表解3

泄泻辨脏腑证治

- 脾泄
  - 症状：呕吐，腹胀，注下，食后饱满，泻后渐宽
  - 病机：中土气虚
  - 治法：补脾行气
  - 方例：香砂六君子汤
- 肾泄
  - 症状：五更便泄，足冷，腹疼
  - 病机：元阳不足所致
  - 治法：温固肾阳
  - 方例：四神丸
- 肝泄
  - 症状：腹疼兼胀，泻而痛不止
  - 病机：土败木贼
  - 治法：扶脾抑肝
  - 方例：四君子汤合抑青丸
- 胃泄
  - 症状：面黄，而饮食不化
  - 病机：胃阳不振
  - 治法：温补阳土
  - 方例：理中汤
- 大肠泄
  - 症状：大便色白，肠鸣，腹切痛，食已窘迫
  - 病机：金气不振
  - 治法：行气利湿
  - 方药：五苓散加木香
- 小肠泄
  - 症状：溲涩，便脓血，小腹痛
  - 病机：火蓄气滞
  - 治法：清火通利
  - 方药：导赤散加黄芩、白芍

表 36　泄泻表解 4

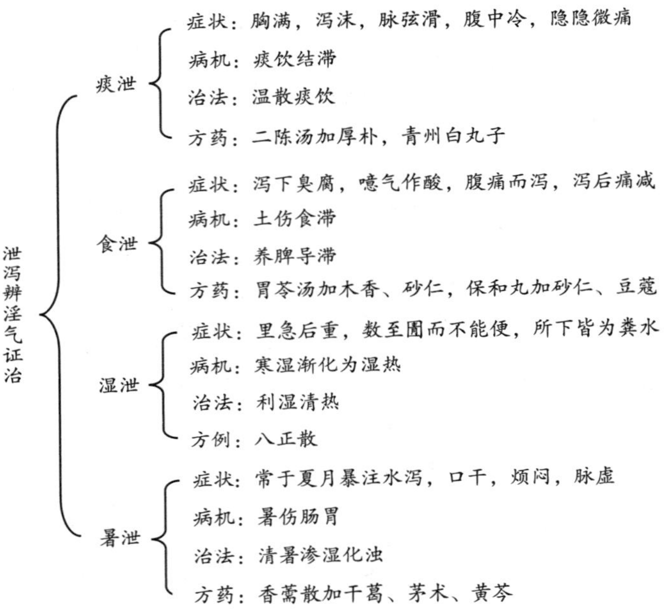

26. 小便浑浊

【分析】

《经》云：诸转反戾，水液浑浊，皆属于热。

“水液浑浊”，应包括“小便黄赤”和“小便浑浊”两个部分。

小便黄赤之症有如下列：盛暑汗多，膀胱闭涩，水不下运，而小便赤涩者，宜“五苓散（方1）合生脉散（方2）或消暑丸（方3），以清暑湿，以利水；脾肺肾俱虚者，小便短赤，体倦食少，缺盆痛，宜补中益气汤（方4）送地黄丸（方5），以滋其化源；病后而脾肺气虚不能施化者，宜补中益气汤加麦冬、五味子，以升脾降肺；阴火上炎者，小便赤少，而尺脉数大，宜地黄丸加麦冬、五味子，以养阴清火；肝热者，频欲解而赤涩梗痛，时觉凛凛，或发寒热，宜地黄丸加牛膝，以养阴柔肝；胃热者，症见口中干淡引饮，肌肤壮热，宜竹叶石膏汤（方6），以清胃泻热；膀胱热甚者，宜滋肾丸（方7），以清热化气。

小便浊症，一般病在肝、脾、肾、膀胱为多见，症见溺白如泔、澄亦如膏，血虚而热甚者亦有带赤色。其辨治之法：肾阴虚而膀胱火盛者，症见溺时常微痛，宜地黄丸去山萸加萆薢、黄柏治之，以养阴泻火；脾胃湿热下流者，症多见淋漓不尽，宜治浊固本丸（方8），以燥湿渗热；肝经湿热者，可见左关脉弦数，宜龙胆泻肝汤（方9），以泻其湿热；心虚有热者，宜清心莲子饮（方10），养心泻火；肥人脉滑者，多为湿痰流注，治宜燥湿化痰，用平胃散（方11）合二陈汤（方12），或用一味白果研浆服，最祛湿浊；脾虚下陷者，则宜补中益气汤加砂仁、益智之类，以健脾升清；浊症经年不愈者，真珠粉丸（方 13）最佳，以其燥湿泻火而不伤津也；如小腹痛甚者，当从寒治，宜酒煮当归丸（方 14），以温散寒邪，亦著卓效。

据临证所见，小便赤浊之症湿热最多见，但寒证亦非无有，兼气虚者尤不少见。

【附方】

方 1，五苓散，参见胕肿（方 7）。

方 2，生脉散，参见喘膹（方 12）。

方 3，消暑丸（《太平惠民和剂局方 · 卷二 · 治伤寒》）：半夏一斤，生甘草、茯苓各八两。研为细末，姜汁煮米糊和丸。消暑在消其湿，故方于二陈汤内去陈皮而倍用半夏为君。又以半夏性燥，故用醋煮以缓其燥，并有下泄之用也。甘草、茯苓，涤痰消湿。陈皮略升而散气，故去之。

方 4，补中益气汤，参见眩晕（方 2）。

方 5，地黄丸，参见眩晕（方 5）。

方 6，竹叶石膏汤，参见呕吐（方 6）。

方 7，滋肾丸，参见冲逆（方 2）。

方 8，治浊固本丸（《医学正传 · 卷六 · 便浊遗精门》）：甘草三两，猪苓二两五钱，白茯苓、缩砂仁、益智仁、半夏、黄柏各一两，黄连、莲蕊各二两。研末，汤浸蒸饼和丸。此为治湿热下注尿浊之方。半夏、茯苓、黄连，所以除胃中之湿热也；猪苓、黄柏，所以除膀胱中之湿热也。砂仁、益智、甘草、莲蕊，健脾以胜湿。脾胃湿热不清，浊证之所由成；今脾胃健而湿热尽除，小便得以清利，此所以名固本欤！

方 9，龙胆泻肝汤（《兰室秘藏·卷下·阴痿阴汗门》）：龙胆草、柴胡、泽泻各一钱，车前子、木通、生地黄、当归尾、栀子、黄芩、甘草各五分。此利肝经湿热之方也。龙胆草泻肝胆之火，更以柴胡引之，甘草缓之，佐以芩、栀、通、泽、车前等，大利前窍，使诸湿热有所从出。然此皆泻肝之品也。肝既为湿热所伤，湿热除则肝阴亦被劫，故反佐以当归、生地补血养肝，有标本兼顾之妙用。

方 10，清心莲子饮（《太平惠民和剂局方·卷五·治痼冷》）：石莲肉、人参、黄芪、茯苓、柴胡各三钱，黄芩、地骨皮、麦冬、车前子、甘草各二钱。此治心虚火动之方也。参、芪、甘草，所以补阳虚而泻火，助气化而达州都。地骨皮退肝肾之虚热，柴胡散肝胆之火邪。黄芩、麦冬，清心肺上焦之热；茯苓、车前，利膀胱下部之湿。独以石莲清心火而交通心肾主持其中，方是以名之。

方 11，平胃散，参见吐酸（方 4）。

方12，二陈汤，参见眩晕（方13）。

方13，真珠粉丸（《景岳全书·卷五十七·寒阵》）：黄柏皮、蛤粉各一斤，真珠三两（一方代以青黛亦效）。研为细末，滴水和丸。此降火滋阴之方也。黄柏苦寒而泻相火，蛤粉咸寒而补肾阴，真珠亦所以镇纳龙火也。故梦泄遗精者常用之，盖为阳乘阴位之变也。

方14，酒煮当归丸（《兰室秘藏·卷中·妇人门》）：当归、附子、茴香、川楝子各一两，以好酒三升，煮至酒尽，焙干，次入丁香、木香各五分，升麻、柴胡、黄柏各一钱，玄胡索五钱，全蝎十三枝，共研细末，酒糊为丸。

此为疏肝和血、散寒定痛之方。全蝎为入肝专药，凡肝之病，无不治之。川楝、茴香、柴胡、升麻，行肝之气；当归、玄胡、黄柏，行肝之血。附子及丁香、木香，所以散寒止痛。用于妇人疝瘕诸证最验。

【表解】（见表37～38）

表37 小便浑浊表解1

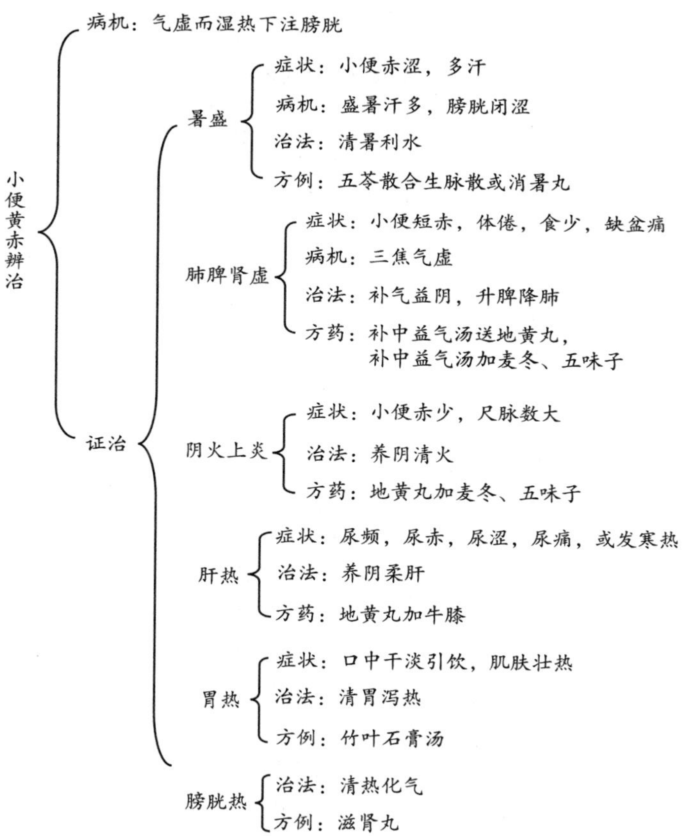
小便黄赤辨治
病机：气虚而湿热下注膀胱
证治
暑盛
症状：小便赤涩，多汗
病机：盛暑汗多，膀胱闭涩
治法：清暑利水
方例：五苓散合生脉散或消暑丸
肺脾肾虚
症状：小便短赤，体倦，食少，缺盆痛
病机：三焦气虚
治法：补气益阴，升脾降肺
方药：补中益气汤送地黄丸，
补中益气汤加麦冬、五味子
阴火上炎
症状：小便赤少，尺脉数大
治法：养阴清火
方药：地黄丸加麦冬、五味子
肝热
症状：尿频，尿赤，尿涩，尿痛，或发寒热
治法：养阴柔肝
方药：地黄丸加牛膝
胃热
症状：口中干淡引饮，肌肤壮热
治法：清胃泻热
方例：竹叶石膏汤
膀胱热
治法：清热化气
方例：滋肾丸

表38　小便浑浊表解2

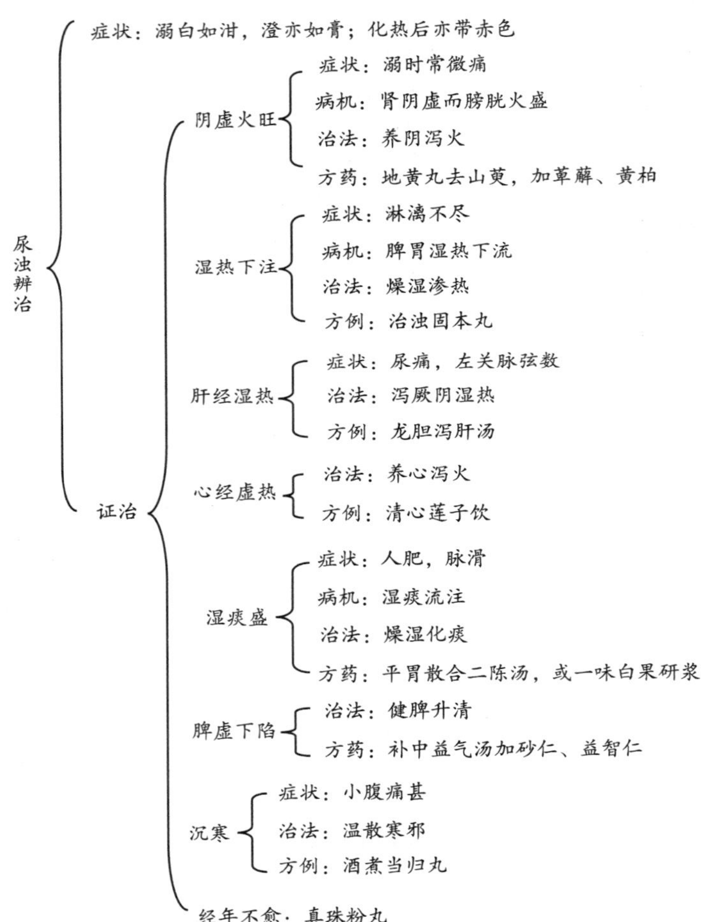
尿浊辨治
症状：溺白如泔，澄亦如膏；化热后亦带赤色
证治
阴虚火旺
症状：溺时常微痛
病机：肾阴虚而膀胱火盛
治法：养阴泻火
方药：地黄丸去山萸，加萆薢、黄柏
湿热下注
症状：淋漓不尽
病机：脾胃湿热下流
治法：燥湿渗热
方例：治浊固本丸
肝经湿热
症状：尿痛，左关脉弦数
治法：泻厥阴湿热
方例：龙胆泻肝汤
心经虚热
治法：养心泻火
方例：清心莲子饮
湿痰盛
症状：人肥，脉滑
病机：湿痰流注
治法：燥湿化痰
方药：平胃散合二陈汤，或一味白果研浆
脾虚下陷
治法：健脾升清
方药：补中益气汤加砂仁、益智仁
沉寒
症状：小腹痛甚
治法：温散寒邪
方例：酒煮当归丸
经年不愈：真珠粉丸

四、神志诸病

27. 狂症

【分析】

《经》云：诸躁狂越，皆属于火；诸禁鼓栗，如丧神守，皆属于火。

“狂”之为病，症见少卧不饥、妄言骂詈，甚至登高而歌、弃衣而走，常大惊、大怒，病在心、肝、胆、胃，尤其是三阳并而上升，则火炽痰涌，心窍为之壅塞，神明不得出入，主宰失其号令，心反为痰火所役，所谓“如丧神守”，正是这样一种病变。

辨证之际，当分别痰火的多少，而或吐、或下、或清、或抑治之。如因上焦实热盛者，宜生铁落饮（方 1），以清镇之；因于阳明实热者，有热有结，则用大承气汤（方 2），以荡涤之；有热无结，则用白虎汤（方 3），以凉泻之；因于心经邪热者，宜牛黄清心丸（方 4）或黄连泻心汤（方 5），以苦降之；因惊扰而得，痰涎久留于心窍者，宜白金丸（方 6），以开发之；因于肺魄不藏，状若神灵所附者，宜镇心丹（方 7），以镇摄之；因于痰血郁结者，宜礞石滚痰丸（方 8），以劫夺之；痰火为狂，固无补法，但亦有久病而致气血大虚者，如宁志膏（方9）、灵苑辰砂散（方10）、神应丹（方11）等方，可酌量制服，以安抚心神。

【附方】

方1，生铁落饮（《张氏医通·卷十四·狂门》）：铁落一升，石膏二两，龙齿、白茯苓、防风各一两五钱，玄参、秦艽各一两；先将铁落煮水，诸药研粗末，入铁落汁中煮，去滓，入竹沥一升，和匀温服。此为散风热、镇狂癫之方。诸药均所以驱风胜热，惟取生铁落"重坠之性"，龙齿"安神之用"，而狂疾斯已。

方2，大承气汤，参见厥逆（方6）。

方3，白虎汤，参见厥逆（方4）。

方4，牛黄清心丸（《证治心得·卷一·中风》引万氏方）：牛黄二分五厘，川连五钱，黄芩二钱五分，生栀子三钱，郁金一钱，辰砂一钱五分；共研末，腊雪水调神曲糊为丸。此为清解心包邪热之方。牛黄、黄芩、黄连、栀子，所以泻心火也；辰砂安神，郁金开郁，临床用之颇灵。

方5，黄连泻心汤（《证治心得·卷一·湿》引《局方》）：川黄连酒炒。此方黄连本所以清心，酒炒之欲散其气也。

方6，白金丸（《证治心得·卷三·痞满》）：白矾三两，郁金七两；研末，薄荷糊丸。此治痰血迷心之方。白矾酸咸以软顽痰，郁金苦辛以去恶血，血、痰均去，则心窍自开。

方 7，镇心丹（《三因方 · 卷十 · 惊悸证治》）：朱砂、龙齿各等分；猪心血和丸。此方朱砂、龙齿均为镇心安神之品，和以猪血引经尤捷也。

方 8，礞石滚痰丸（《泰定养生主论 · 卷十四 · 痰证》）：青礞石二两，沉香五钱，大黄、黄芩各八两；将礞石打碎，用朴硝一两，同入瓦罐，盐泥固济，晒干火煅，石色如金为度，研末，和诸药，水丸。方中礞石剽悍之性，能攻陈积伏枥之痰；大黄、朴硝荡热祛实，以开下行之路；黄芩泻肺凉心，以平上僭之火；沉香能升降诸气，以导诸药为使；庶几三焦清利，痰无余蓄矣。

方 9，宁志膏（《普济本事方 · 卷二 · 心小肠脾胃病》）：人参、枣仁、辰砂、乳香各等分；研末蜜丸，薄荷汤下。方中人参补心气，枣仁养心阴，辰砂安心神，乳香通心血，为平补心虚安神之方。

方 10，灵苑辰砂散（《证治准绳 · 类方第五册 · 狂》）：辰砂一两，乳香、枣仁各二两；研末，温酒调下，恣饮沉醉，听睡勿动，令其自苏。此方功用颇同宁志膏，而偏重活血安神，故用酒以助之。

方 11，神应丹（《证治准绳 · 类方第五册 · 痫》）：辰砂不拘多少，研细；猪心血和匀，蒸饼裹蒸熟，乘热取出，丸如梧子大。此亦养心安神之方也。

【表解】（见表39）

表39　狂症表解

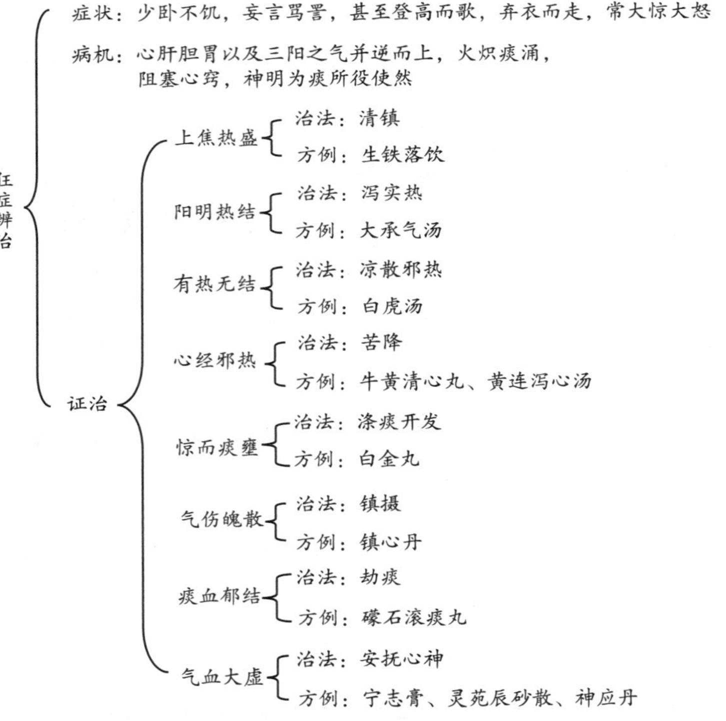

28. 躁症

【分析】

《经》云：诸躁狂越，皆属于火。

"躁"即烦躁，与"烦热"有别：一般说的"烦"多为烦热，一般说的"烦躁"，则重在"躁"而不在"烦"；"烦"为心胸愠怒，如有所触，外不现形；"躁"则手足躁扰，若无所措，内外不宁；"烦热"多为心、肺之火郁而不得发越所致；"烦躁"则多出于肾，所以有"阳烦阴躁"之说也。

临床时辨治"躁"不外表、里、虚、实四端：凡表证不得汗，内外皆热，而躁乱不宁者，取汗则定；里实热郁，大便不通，心神不安，坐卧难名，脉数实有力者，下之则定；前者是表实证，表邪解则正安而躁宁；后者是里实证，里邪去则热清而躁定。

火客心包络，上焦不清，令人烦躁难名者，宜以黄芩、黄连、山栀等为君，稍用炮姜为使，甚或用凉膈散（方1）下之；汗下后热仍不止，而烦躁欲狂，伴有面赤、咽痛者，这是邪热乘于少阴之经所致，可用葶苈苦酒汤（方2）探吐之；以上都是属于有火热实邪的躁证。

惟有一种肾阳飞越于外，形成无根之火而躁扰的，身体手足躁动，或者裸体不欲近衣，甚至欲投井中以自救者，急宜以附子理中汤（方3）或四逆汤（方4），以复其阳，则阳得安抚，躁扰始定；假使误认为真热，遽投以凉药，则无根之火，得水即升走，顷刻间喘汗、外脱而死，这是大虚证，绝不同于一般的火热病了。

【附方】

方 1，凉膈散，参见口噤（方 5）。

方 2，葶苈苦酒汤（《证治准绳·类方第五册·痫》）：葶苈一合，苦酒一升五合，生艾汁八两；以苦酒煎葶苈，入艾汁再煎三五沸，去滓，温分三服，探吐取汗。此治汗下而热不解之方也。汗下而阳热转亢，邪之盛也可知，故取苦酒之酸泄，葶苈之下泄，艾汁之发越，并力以使阳热外散，攻表之至药也。

方 3，附子理中汤，参见厥逆（方 1）。

方 4，四逆汤，参见厥逆（方 8）。

【表解】（见表 40）

表 40　躁症表解

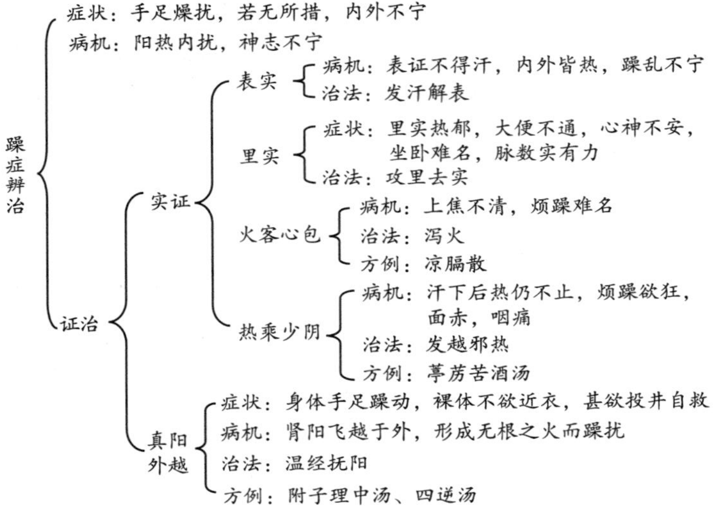

29. 惊骇

【分析】

《经》云：诸病胕肿，疼酸惊骇，皆属于火。

心为身主，血以养心，心血一虚，神气失守，神去而舍空，这就是“惊骇”之所由肇端。大凡可怖之事猝然而至者必惊，故惊骇一症，大人有之，小儿尤多，因其神志未坚，胆气未充，或耳闻大声，或目见异物，当其外有所触，心忽一虚，神即失守，陡然惊骇。惊骇所伤，由心猝及乎胆，由胆猝及乎肝，因而常伴有目睛不转、口不能言、短气、自汗、体倦而坐卧不安、寐多异梦随即惊觉，脉常动如豆粒。此皆神无所归，虑无所定，心气大伤之候。

治惊之法，首宜安心神，滋培肝胆；但心和肝胆，均为君相火之脏，在滋养的同时，必兼用清火之法；因火不得宁，惊即不能定也；安神丸（方 1）、平补镇心丹（方 2）或温胆汤（方 3）加枣仁、远志、菖蒲等方，都不失为宁火镇惊的有效方剂，可以随证选用。

若小儿病惊骇，见证与治法不同。心为君火，如遇肝胆中相火风木之气骇然而起，君火随之不宁，而致搐搦、神昏、肢冷厥逆、吐乳、身热、目窜口噤，无一不是心肝胆诸脏的见症，并无外感风邪，只是由于外受惊骇，内动风火使然，宜安心神、镇惊、定怯，甘凉以清内热，柔润以息肝风，或少佐芳香，通其窍络，舒其结闭；安宫牛黄丸（方4）、清宫汤（方5），或用炙甘草汤（方6）去人参、桂枝、生姜、大枣，加丹参、丹皮、犀角，补心之体，配心之用。

治“惊”惟不宜擅用刚热燥涩表散之剂，以滋长其风火，切记，切记。

【附方】

方1，安神丸（《兰室秘藏·卷下·杂病门》）：净朱砂一钱，黄连一钱五分，甘草五分，生地黄、当归头各一钱；研末，蜜丸。此补心安神之方也。方中朱砂重能镇怯，寒以胜热，甘则生津，抑阴火之浮游，以养上焦之元气，故为安神第一品；再佐黄连之苦寒以泻之，甘草之甘平以缓之，当归之甘温以养之，地黄之甘寒以补之；心血足，则肝得所养而魂自安，心热解，则肺得其职而魄自宁。

方2，平补镇心丹（《太平惠民和剂局方·卷五·治诸虚》）：龙齿一两，远志、人参各一两，茯神、酸枣仁各一两五钱，柏子仁、当归身、石菖蒲各一两，生地二两，肉桂一两，山药一两五钱，五味子五钱，麦门冬一两五钱，朱砂五钱；研细末，炼白蜜为丸，朱砂为衣。此养心之方也。方中生地、山药补水制火，盖取既济之义；当归、肉桂所以生心血；血生于气，人参、茯神所以益心气；人参合麦冬、五味为生脉散，盖心主脉，肺为心之华盖而朝百脉，补肺生脉，所以使天气下降也；远志、枣仁、柏仁所以养心神；而枣仁、五味酸以收之，又以敛心气之耗散也；菖蒲通心窍而畅神机之出入；朱砂、龙齿，一泻降而宁神，一济水而益志，上下相交，神志合一，则心无间然矣。

方3，温胆汤，参见膹郁（方9）。

方4，安宫牛黄丸（《温病条辨·卷一·太阴温病》）：牛黄一两，郁金一两，犀角一两，黄连一两，朱砂一两，梅片二钱五分，麝香二钱五分，真珠五钱，山栀一两，雄黄一两，金箔衣，黄芩一两；为极细末，炼老蜜为丸，每丸一钱，金箔为衣，蜡护。此芳香化浊，济水泻火而利诸窍之方。方中牛黄通心神，犀角解百毒，真珠通神明，合犀角以补水救火；至郁金、梅片、雄黄、麝香等之香，均足以使闭锢之邪热温毒，深在厥阴之分者，一齐从内透出，而邪秽自消，神明可复；黄连、黄芩、栀子泻心肺三焦之火，使邪火随香而散也；朱砂合金箔坠痰镇固，亦所以安神也。

方5，清宫汤（《温病条辨·卷一·太阴温病》）：元参心三钱，莲子心五分，竹叶卷心二钱，连翘心二钱，犀角尖二钱磨冲，连心麦冬三钱。此清膻中之方也。方中元参主水，补离中之虚；犀角避秽，善通心气，亦能补离中之虚，故以二物为君；麦冬善散心中秽浊结气，故以为臣；连翘、竹叶俱能泻心火，故以为佐；莲心既善下心火于肾，复使肾水上潮于心，故以为使；俱用心者，取其入心，以助心中生生不已之生气也；膻中为心主之宫城，故曰“清宫”。

方6，炙甘草汤（《伤寒论·辨太阳病脉证并治下》）：炙甘草四两，桂枝、生姜各三两，人参、阿胶各二两，大枣三十枚，麻仁、麦门冬各五合，生地黄一斤；净酒七升、清水八升煮。此治心虚脉结代之方也。方用生地黄为君，麦冬为臣，峻补真阴，二药虽甘寒，但得人参、桂枝之通阳脉，生姜、大枣之和营卫，则能发陈蕃秀矣；余如阿胶补血，甘草缓中，麻仁生津，清酒和阳，则阳生阴长，悸可宁而脉可复矣。

【表解】（见表41）

表41　惊骇表解

惊骇辨治
- 症状：猝然惊恐，目睛不转，口不能言，短气，自汗，体倦，坐卧不安，脉动如豆
- 病机：心血不足，神气失守，由心及胆，由胆及肝，肝胆上扰，心气愈伤
- 治法：安抚心神，滋培肝胆，兼清火邪，以宁神镇惊
- 方药：安神丸，平补镇心丹，温胆汤加枣仁、远志、菖蒲等
- 小儿惊证
  - 症状：骇然而作，搐搦，神昏，肢冷厥逆，吐乳，身热，目窜，口噤
  - 病机：外受惊骇，内动风火使然
  - 治法：安神镇怯，清热息风，通路开窍
  - 方药：安宫牛黄丸，清宫汤，炙甘草汤去参、桂、姜、枣，加丹参、丹皮、犀角

王、刘、张三家分析病机的比较观

以上“病机十九条”，为历代医家所重视，尤其是自刘守真本此“十九条”衍为《素问玄机原病式》一书后，以后言病机者往往推崇刘氏，其实仅为一得之见，与王冰相较，不啻霄壤之别。因王冰着重于“十九条”有无虚实变化的阐述，而不机械地孤立地认识一病、一症，他抓住了“十九条”病机最主要的精神，所以他在每一条的发挥并不多，而对“有无盛虚”四字，则大加阐述。他说：“深乎圣人之言，理宜然也；有无求之，虚盛责之，言悉由也。夫如大寒而甚，热之不热，是无火也；热来复去，昼见夜伏，夜发昼止，时节而动，是无火也。当助其心。又如大热而甚，寒之不寒，是无水也；热动复止，倏忽往来，时动时止，是无水也。当助其肾。内格呕逆，食不得入，是有火也。病呕而吐，食久反出，是无火也。暴速注下，食不及化，是无水也。溏泄而久，止发无恒，是无火也。故心盛则生热，肾盛则生寒。肾虚则寒动于中，心虚则热收于内。又热不得寒，是无火也。寒不得热，是无水也。夫寒之不寒，责其无水；热之不热，责其无火。热之不久，责心之虚；寒之不久，责肾之少。有者泻之，无者补之；虚者补之，盛者泻之。适其中外，疏其壅塞，令上下无碍，气血通调，则寒热自和，阴阳调达矣。是以方有治热以寒，寒之而水食不入；攻寒以热，热之而昏躁以生，此则气不疏通，壅而为是也。纪于水火，余气可知。故曰：有者求之，无者求之，盛者责之，虚者责之，令气通调，妙之道也。”（《素问释文·至真要大论》王冰注）王冰这段议论，有以下三点很值得重视。

首先，王冰指出了研读“病机十九条”的方法。“圣人之言，理宜然也”，就是说十九条各病所“属”，无非是言其一般的常理。如“风”有风热、风寒之别，“火”有虚火、实火之辨，这样求责有无盛虚的病由，对待任何一种病证都是适用的（“言悉由也”）。

其次，王冰从病火病水、阴证阳证两个方面，一层一层地做了分析有无盛虚的示范。如同一发热也，既有无火之热，也有无水之热，无火是阳虚，无水是阴虚；同一呕吐也，既有有火之吐，也有无火之吐，食不得下是为有火，食久反出是为无火，有火为实，无火为虚；同一腹泻也，既有无水之泄，也有无火之泄，无水为邪火盛，无火为阳气虚。

第三，王冰扼要地提出了施治的辨证方法。治热以寒，治寒以热，这是治寒热无真假时的一般治法；治热以寒，寒之即水食不得入，这是把假热证当做真热证治了；治寒以热，热之而昏躁以生，这是把假寒证当作真寒证治了。治热以寒，但寒之而不能寒，这是无水的虚阳证；治寒以热，但热之而不能热，这是无火的真阴证。

临床时辨证论治的求责功夫，果能达到王冰这样的要求，毫无疑问，其疗效一定很高，我们是应该达到这个水平的。

何以说刘河间对“十九条”的发挥仅是一得之见呢？刘氏研究“十九条”的学术思想基础为五运六气学说，因此他便以“十九条”分别归纳于五运六气之中，而“十九条”中属于火热的条文最多，刘氏便据以充实其为“六气皆从火化”的学说，如他所说“热甚而风生、火热能生湿土、风热甚而寒湿同于燥”等。刘氏之意，固在说明六气都有火化的可能，但因其强调之极，便使人有万病皆生于火热的认识。其更大的缺点是，与王冰相反，他放弃“十九条”每一病症有无盛衰的求责而不谈，惟大谈其“亢极之化”（木极似金、金极似火、火极似水、水极似土、土极似木）的五行至理，固然是“微则当其本化，甚则兼其鬼贼”，但刘氏学说竟以“鬼贼”之化为其中心，“本化”之理反言之多疏，其实五气为病，“本化”仍然是其主要的。因此刘氏所著的《素问玄机原病式》一书，对“病机十九条”固有所发挥，即对风、寒、暑、湿、燥、火“鬼贼”之化的发挥，绰有余裕，而于“有无盛衰”的辨证，实大大的不够。不仅不够，甚至有的理论竟脱离临床来发挥，便愈觉支蔓而不切合实际了。例如刘氏解释“诸湿肿满，皆属于脾”的理由时说：“地之体也，土热极盛则痞塞肿满。”热湿盛固然可以肿满，难道寒湿盛就不可以导致肿满吗？实际上，病寒湿肿满的比病热湿肿满的尤为多见。刘氏强调“火热”一面之说，往往如此。故我认为刘河间的《素问玄机原病式》于火热一面的发挥，有其至理，但竟以此而失之偏激，卒为后世学者多所诟病。如邵元伟云：“病机一十九条，实察病之要旨，而‘有者求之，无者求之；盛者责之，虚者责之’一十六字，乃答篇首盛者泻之、虚者补之之旨，而总结病机一十九条之义，又其要旨中之要旨也。河间《原病式》但用病机十九条立言，而遗此一十六字，犹有舟无操舟之工，有兵无将兵之帅。”（《医学纲目》）邵氏对河间的责难是正确的，但并不能因此而可以尽毁河间之说，存其所长而缺其所短，则得之矣。

河间之后，于病机略有发挥者，则推张景岳。景岳既尽先抓住“审察病机，无失气宜”的要旨，更能本着“有无盛衰”的“求责”来分析各条病机的寒热虚实之辨。正因为他重视了审察病机的气宜，所以在分析“十九条”的同时，无不列举《素问·气交变大论》《素问·五常政大论》《素问·至真要大论》等论中淫胜、反胜、客胜、主胜诸病来证实之。例如他分析“诸风掉眩，皆属于肝”时说：“风主动摇，木之化也，故属于肝。其虚其实，皆能致此。如发生之纪，其动掉眩巅疾（见于《素问·五常政大论》)、厥阴之复、筋骨掉眩（见于《素问·至真要大论》）之类者，肝之实也。又如阳明司天，掉振、鼓栗、筋痿不能久立（见于《素问·五常政大论》）者，燥金之盛肝受邪也；太阴之复，头项痛重而掉瘛尤甚（见于《素问·至真要大论》）者，木不制土湿气反胜，皆肝之虚也。故《卫气》篇曰‘下虚则厥，上虚则眩’，亦此之谓。凡实者宜凉宜泻，虚者宜补宜温。”(《类经·十三卷·疾病类·病机一注》）其他诸条的分析，亦无不如此。这样分析既符合《素问》病随气动说而得其机之旨，又切合临床辨证论治之用，与刘河间只从“五运胜极之化”立说，自然要切合实际应用得多。惟其仍局限于以经解经，而未能深入临床施用来阐述耳。

他如吴崑、马莳、张隐庵、高士宗等，虽为注《素问》的大家，而于“病机十九条”了无发明，不过随文敷衍而已。